からだに優しい冷えとり術

鞍作トリ 著
石渡希和子 画

コモンズ

はじめに

わたしは、いつも冷えを自覚しているタイプです。気がつくと、手や足先が氷のように冷たくなっています。顔色にはあまり赤みがありません。からだからみなぎる覇気が感じられないと、人からよく言われます。

長いあいだ、頭痛や肩こり、背中の痛みなどにも悩まされてきました。食事は食べたり食べなかったりで、内容も偏りがち。座り仕事ですから運動不足になり、寝る時間も不規則で、遅いときは明け方です。

切れ目なく頭の中で何かを考えていて、上手にリラックスができません。ストレスがたまってくると、つい甘いものやスナック菓子に手が伸びてしまいます。

これでは血行が悪く、ますます冷えてしまうだろうとわかっていても、なかなか改善できないでいました。でも、いつか根本的に解決したいと常に考えていたのです。

一方イラストレーターの石渡希和子さんは、自称、健康自慢タイプ。これまで、冷えに関心がありませんでした。手や足の冷えで悩むという経験をあまりしたことがないそうです。日ごろから、規則正しい生活と、からだにいい食生活を心がけています。寒いときは腹巻きを欠かさないなど、冷えの予防にも気をつけてきました。

それでも実は、肩こりや、腕を上げたときに肩に痛みを伴う四十肩などの不調を経験していたとか。そこで、石渡さんにも冷えとりにときどきチャレンジしてもらいました。こりや痛みは、冷えが原因の血行の悪さと関係していると考えたからです。

この本は、そんなわたしたち二人の体験記でもあります。

取り上げた冷えとりの方法は、わたしの興味があるものです。独断で選びましたが、それぞれの達人に話をうかがうと、ほとんどの方法の根底に東洋医学の考えがあることがわかりました。いずれも、からだを内側から見つめて、よい方向にもっていこうとするものばかりです。

また、100人いれば100とおりの冷えがあり、冷えとりの方法も、自分に合う・合わないが必ず出てくるでしょう。試してみたい方法から取り入れ、自分に効果がなさそうなら次へというように、気軽にチャレンジしてみてください。

「なんだか覇気がないな、やる気が出ない」という悩みさえ、もしかしたら冷えの解消で解決できると言っても過言ではないかもしれません。この本で、みなさんにとってのいい冷えとり術が見つかるように祈っています。

目次

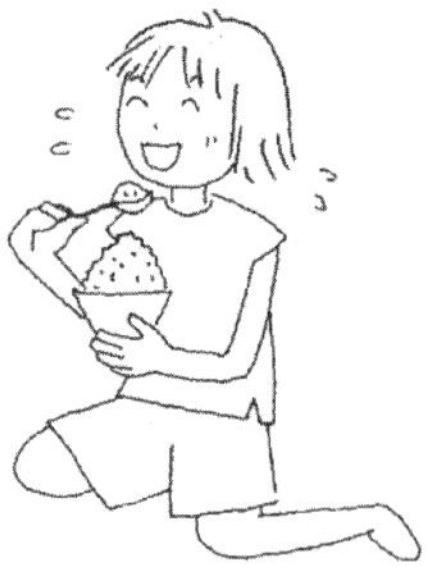

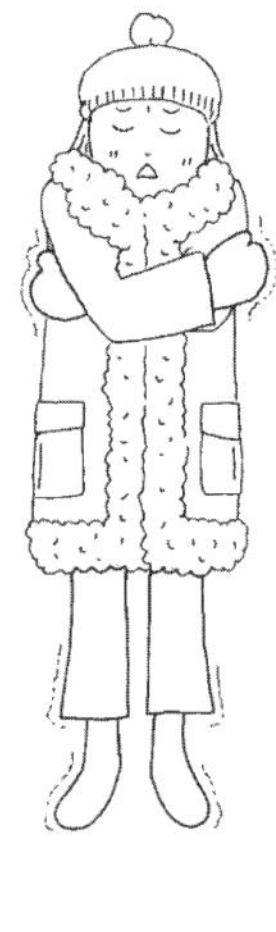

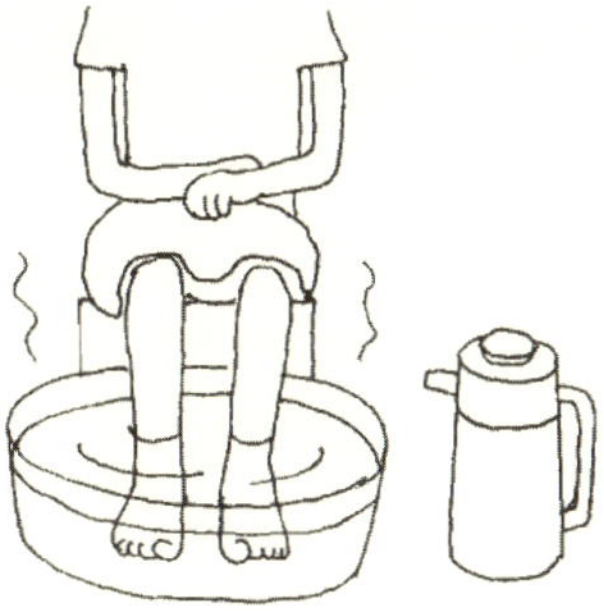

✻ 第2章 からだを見つめる

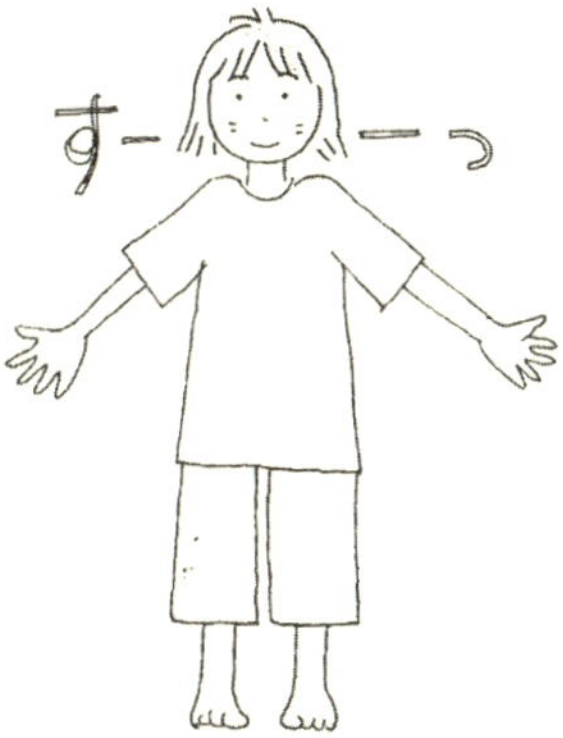

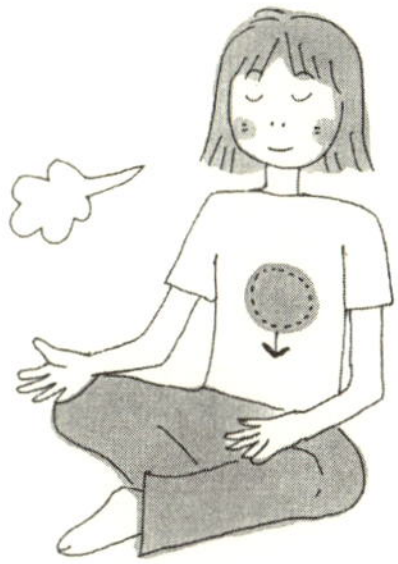

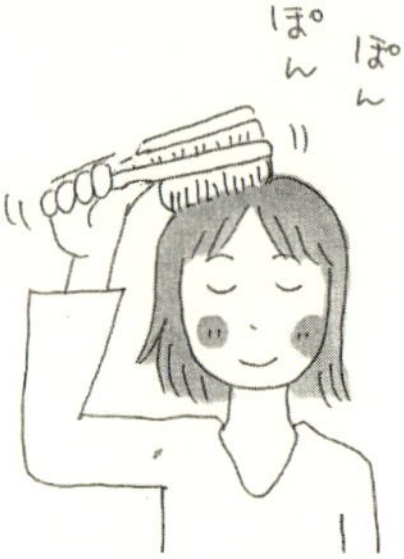

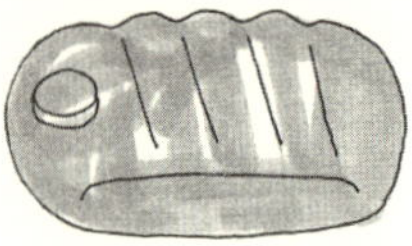

✲第3章 外まわりからあたためる

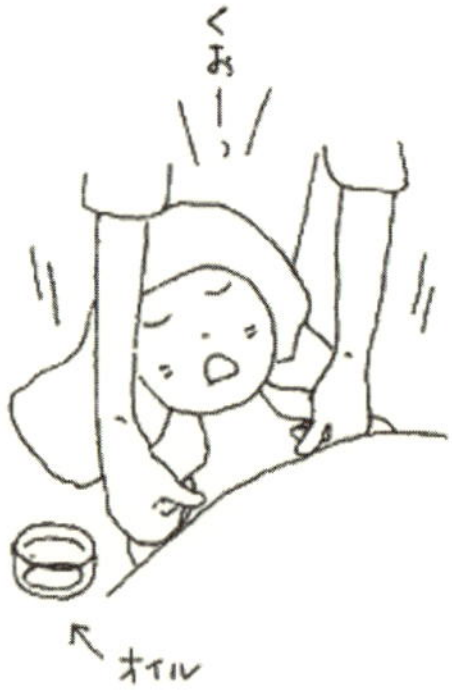

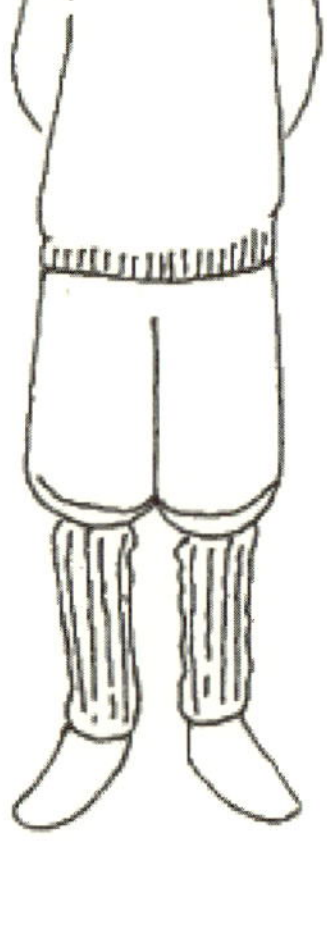

冷えって、どうしてからだに悪いの？

女性に多い理由は筋肉の量とホルモンのバランス

女性に多い冷え性。その理由のひとつは筋肉の量です。* 女性は男性に比べて筋肉の量が少なく、たとえばBMI指数（体重（kg）÷身長（m）÷身長（m）で算出する体格指数）25未満の「普通」体型と「やせ」体型の場合、男性の平均22kgに対して、平均14kgしかありません。** これは、わたしたちが生きていくうえで最低限必要なエネルギーを基礎代謝と呼びます。基礎代謝が活発であれば体温が適正値に保たれますが、基礎代謝が落ちれば体温も下がります。言い換えれば、体温が下がれば基礎代謝も落ちるのです。

基礎代謝は筋肉の量に影響を受けます。人体でもっとも基礎代謝が多く使われるのは筋肉で、なんと約4割。*** したがって、筋肉の量を増やせば消費エネルギー量が増え、基礎代謝が活発になるから、内臓の温度も高くなり、からだも冷えにくくなる。こうして、いい循環が生まれていきます。

また、女性の場合に見逃せないのが、ホルモンの影響です。ホルモンのバランスが崩れると自律神経のはたらきが乱れます。そのため、血液が末端まで行き届かなくなり、冷えが起こりやすくなるのです。

筋肉の量が少なく、ホルモンの影響を受けやすい女性にとって、冷えは宿命ともいえますが、あきらめなくても大丈夫。冷えを野放しにせず、解決の道を探っていきましょう。

＊日本肥満学会編集委員会編『肥満・肥満症の指導マニュアル第2版』医歯薬出版、2001年。
＊＊大和製衡の調べ。
＊＊＊編集委員会編『栄養学ハンドブック』技報堂出版、1996年。

体温は命の源

冷えという概念は、西洋医学にはありません。東洋医学に特有のもので、「血と気(エネルギー)のめぐりが悪く滞っている状態を指す」と考えればいいでしょう。血や気が全身に行き渡らない状態が長く続くと、病気にかかりやすくなります。仮に大きな病気にならなくても、からだのこりや何らかの不調をかかえがちです。

東洋医学では、冷えを「未病」といいます。病気ではないけれど、そのうち病気になりうるという考え方です。「たかが冷えじゃないの」と思われる方も多いでしょう。けれども、たとえば雪山で遭難した場合を想像してください。体温が下がれば、からだは冷たくなってだんだんと機能しなくなり、最終的には命が奪われてしまいます。こう考えると、冷えがなぜからだによくないのか、イメージできるのではないでしょうか。

わたしたちのからだは、体温が下がれば生きていけません。体温は命の源であり、エネルギーを十分に燃やすことができるあたたかさが、元気なからだの理想なのです。

ダイエットの敵？

体温が低ければ基礎代謝が落ちるので、エネルギーを燃やす力が弱くなり、脂肪が残りやすくなります。つまり、太りやすいわけです。「ダイエットにトライしたけど、成功したことがない」という方は、冷えているせいで基礎代謝が活発にならず、失敗しているのかもしれません。冷えを改善していけば、ダイエットが成功する可能性があります。

また、からだがあたたかくなれば、おのずと活力が出て、いきいきとしたエネルギーが得られるでしょう。

薬を使うわけではありません。ただ、からだをあたたかくするだけです。試してみる価値があると思いませんか？

3つのタイプ——自覚型、過信型、無自覚型

冷え性には3つのタイプがあります。いつもからだのどこかが冷たいと感じている自覚型は、厚着をするなど自分で防ごうとするので、それほど心配はありません。問題なのは過信型と無自覚型です。

「冬でも暑いから冷え性じゃないわ」と言う女性がいます。わたしは過信型と名づけました。少し年配の方に多いようで、いわば「のぼせ冷え」。上半身は暑く、ほてりがある一方で、下半身は冷えている場合が多いのです。本来なら全身があたたかいのが理想です

こんなに冷えている現代人

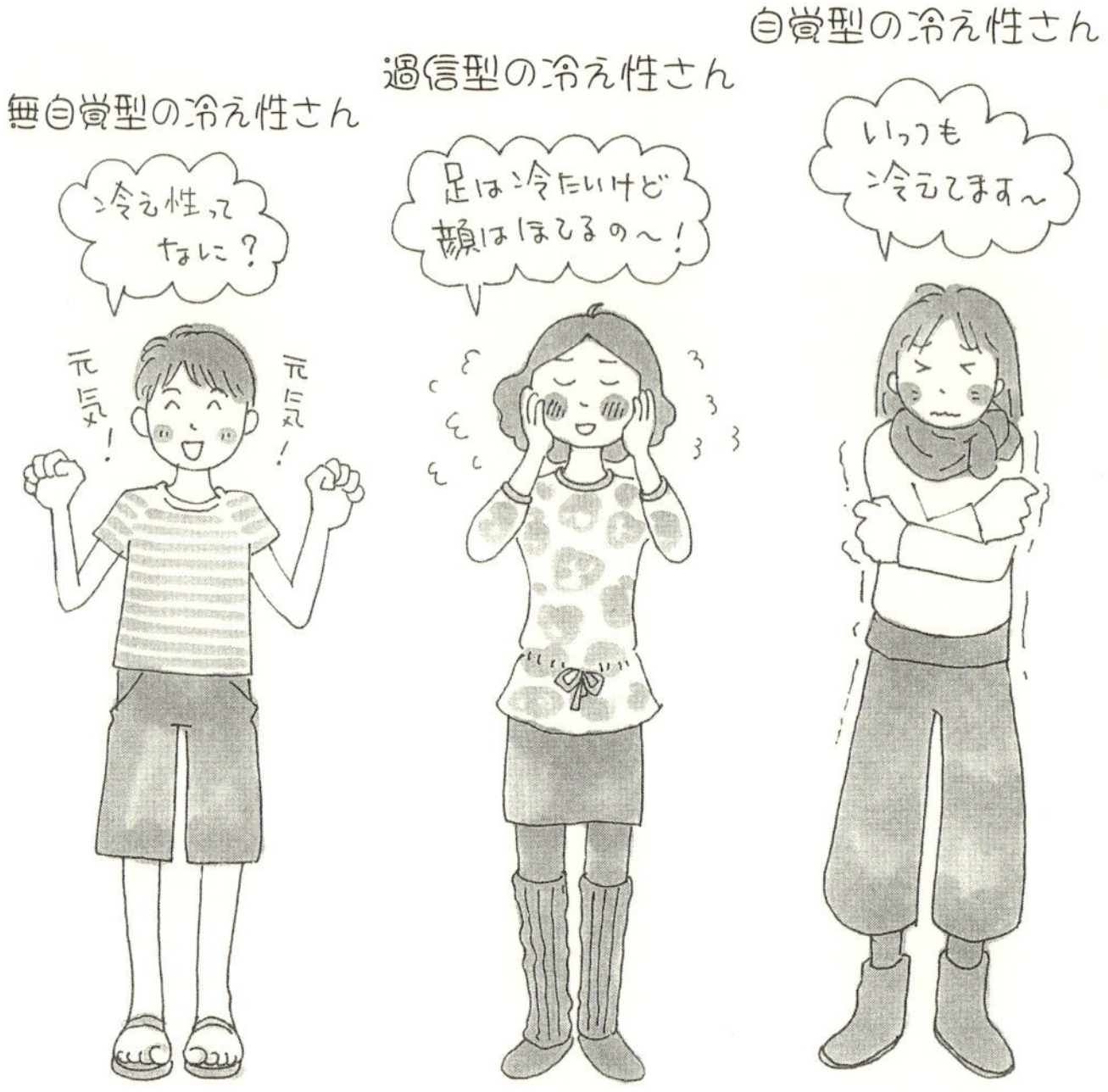
自覚型の冷え性さん
いっつも
冷えてます〜
過信型の冷え性さん
足は冷たいけど
顔はほてるの〜！
無自覚型の冷え性さん
冷え性って
なに？
元気！
元気！

が、からだのどこかに偏りが出るのも、冷えの特徴といえるでしょう。

　そして、「手足が冷たくても、気にしない。生理がなかったり、頭痛もちだったり、どこかしら不調があるけど、冷えとは結びつけて考えていない」という無自覚型が、もっとも困ると思います。自分のからだにあまり関心をもっていないように見えるからです。

　みなさんが、自分のからだが発するサインになるべく早く気づいてほしいと願っています。

第1章

何といっても食べものが大切

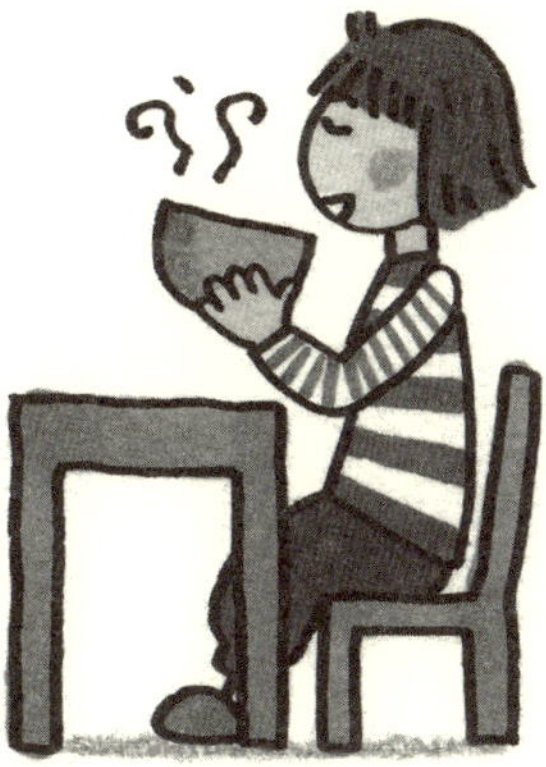

旬の食べもので、からだのバランスをよくする

あなたは毎日、何を食べていますか？　食べものは、口から入る手っ取り早いエネルギー源です。体内に入る食べものによって、からだは冷たくもなり、あたたかくもなります。冷えに大きく関係しているのが食べものなのです。そこで、何を食べるとからだをあたため、逆に何を食べるとからだが冷えるのかを見ていきましょう。

身土不二《しんどふじ》と陰陽五行論《いんようごぎょう》

日本には四季があります。日本人は長いあいだ、季節ごとの旬の食材を使った料理を食べてきました。いまでは時期はずれのものや輸入品が一年中出回っていますが、国内で穫れる旬の食材は、日本人のからだに合うように作られています。そして、旬の食材は栄養価も薬効も高く、病気を未然に防ぐものです。

「身土不二」という言葉があります。人間のからだは住む場所の風土や環境と密接に関係し、土地の自然に適した旬の作物を食べることで健康に生きられるという意味です。これは東洋的な考え方で、中国から伝わったといわれていますが、日本でも古くから季節ごとの恵みを、からだに合った食べ方で取り入れてきました。

また、中国には薬膳という食文化があります。薬膳は、以下のような東洋哲学の①陰陽

論と②五行説を合わせた「陰陽五行論」に基づいたものです。

①陰陽論

自然界には影と光＝陰と陽という相反する2種類の気がある。これらはお互いに助け合い、また抑え合いながら、バランスをとっている。そのバランスが崩れると自然界に異変が起こり、人体には病気が発生する。

②五行説

自然界にあるすべてのものは、植物＝木、熱＝火、土壌＝土、鉱物＝金、液体＝水の5つの要素によって作られている。地上と宇宙のすべてのものは、この5つによって生じたと考える。

薬膳では、病気を未然に防ぐために、食事でからだのバランスを整えます。陰陽五行論なんて書くとむずかしく思えますが、日本人はごく当たり前にこの思想を暮らしに取り入れていました。

五味と五性を考えて食べる

陰陽五行論によると、**図1**に表したように、食べものは五味と五性に分けられます。五味は「酸味・苦味・甘味・辛味・鹹味《かんみ》(塩辛さ)」です。それぞれのはたらき(作用)を紹介しましょう。

図1 五味五性

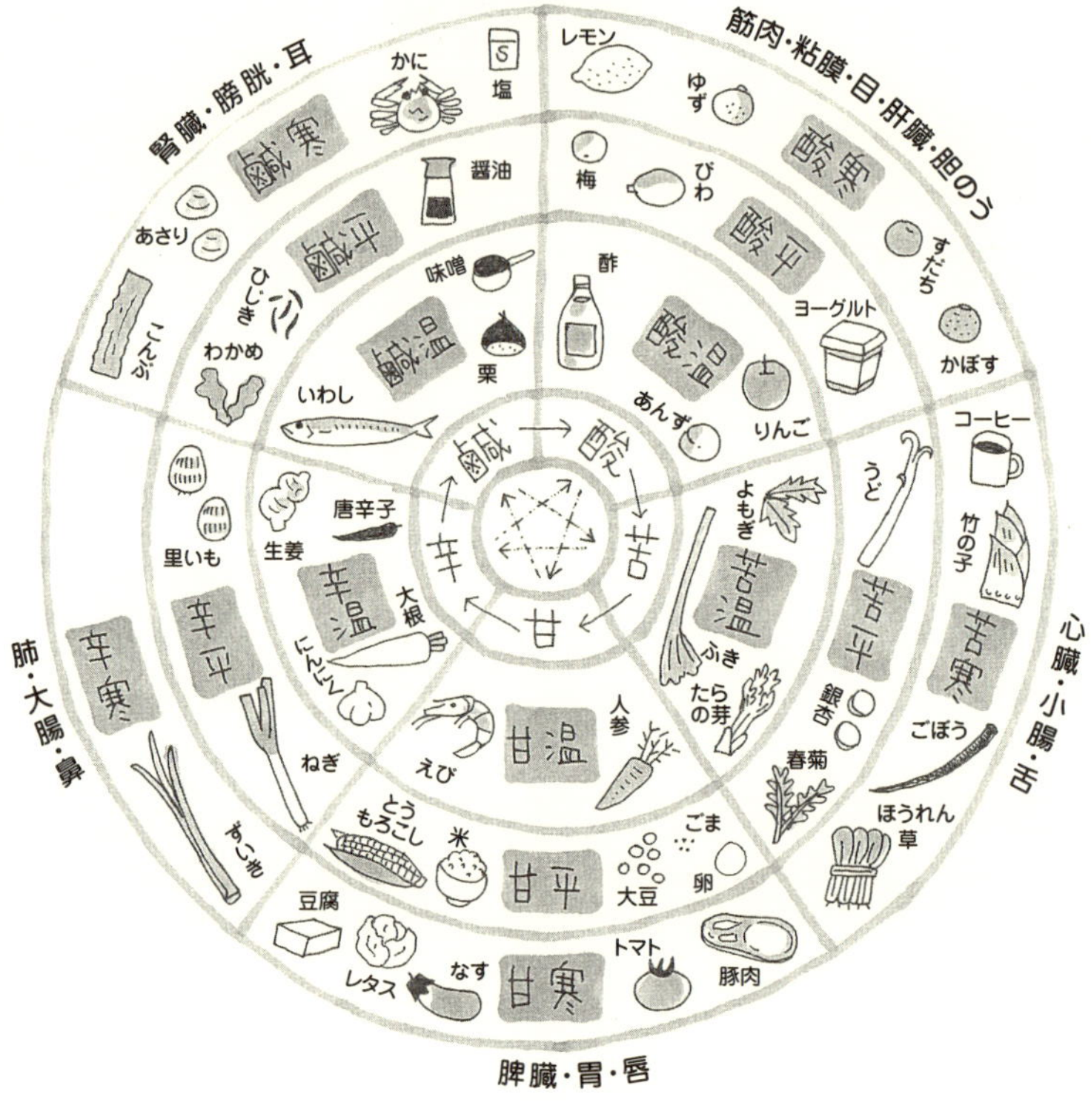

（注）⟵＝養う・生むの意味。⇠＝抑える・勝つの意味。
（出典）武鈴子『旬を食べる和食薬膳のすすめ』家の光協会、2006 年。

酸味＝筋肉を引き締める作用があり、粘膜や目を守り、肝臓や胆のうのはたらきを補う。

苦味＝消炎作用があり、心臓、小腸、舌によい。

甘味＝緊張をゆるめる作用があり、脾臓、胃、唇によい。

辛味＝からだをあたためる作用があり、肺、大腸、鼻によい。

鹹味《かんみ》＝固いものを軟らかくする作用があり、腎臓、膀胱、耳によい。


この五味をバランスよく食べると、からだの不調が整えられるのです。

五性は食べものが体内に入った後の性質で、熱・温・寒・涼・平に分けられます。熱と温はからだをあたためるもの、寒・涼は冷やすもの、平はどちらにも偏らない性質です。冷え性の人は、これらの五性を考えながら食べるといいでしょう。

また、五味の組み合わせを考えることも大切です。たとえば、脾臓や胃が弱ったときは甘味を摂るといいのですが、甘味だけを摂りすぎるとバランスが崩れ、腎臓や膀胱のはたらきに異常が現れます。これを防ぐために、スイカやトマトに塩、おしるこに塩こんぶというように、甘味と鹹味をいっしょに摂ってください。

四季に合わせたおすすめの食べ方

東京薬膳研究所代表の武《たけ》鈴《りん》子《こ》先生に、春夏秋冬ごとのからだにいい食べものの摂り方をおうかがいしました。

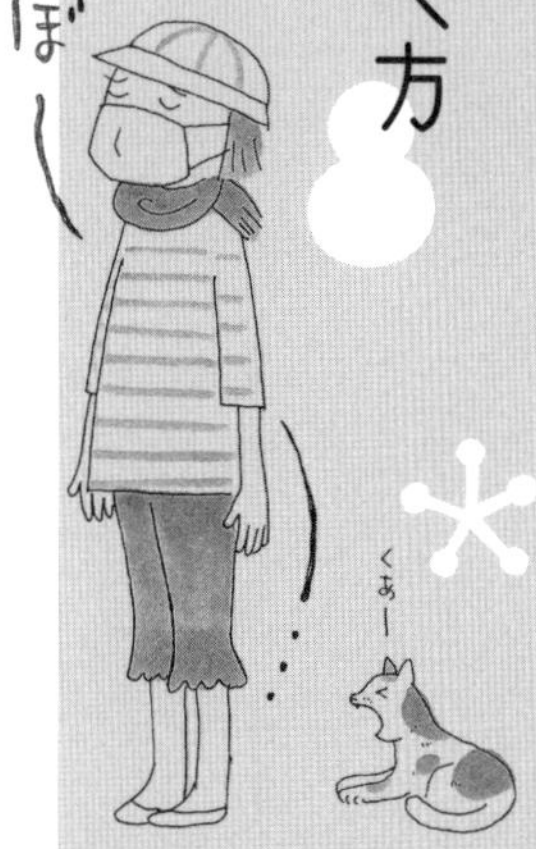

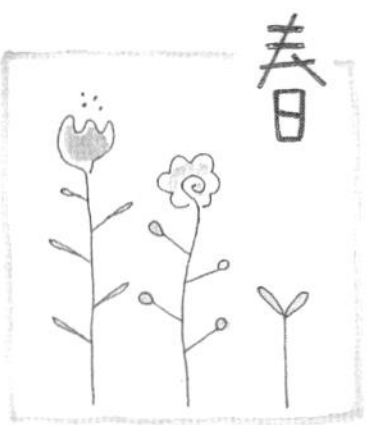

春は旬の山菜が体調を整える

春はあたたかく、草木や花がいっせいに芽を出します。ウキウキした気持ちになるのも、陽の気がたくさん出ているから。でも、意外に体調を崩しやすい時期でもあります。「のぼせ、めまい、頭痛、花粉症に悩む人も多いようです。東洋医学では、これらは肝臓の機能が必要以上に高ぶるために起きる現象のひとつと考えています。肝臓の役割は、西洋医学では解毒が中心ですが、東洋医学では血液の調整です。肝臓のはたらきが通常よ

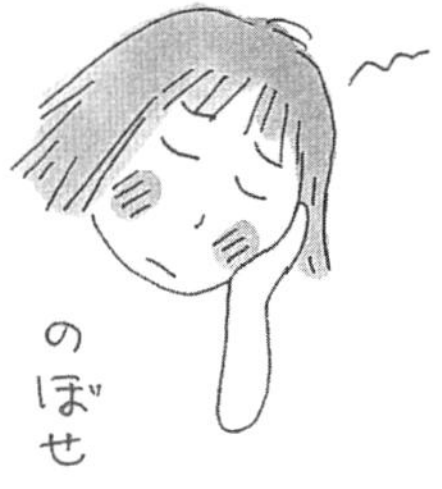

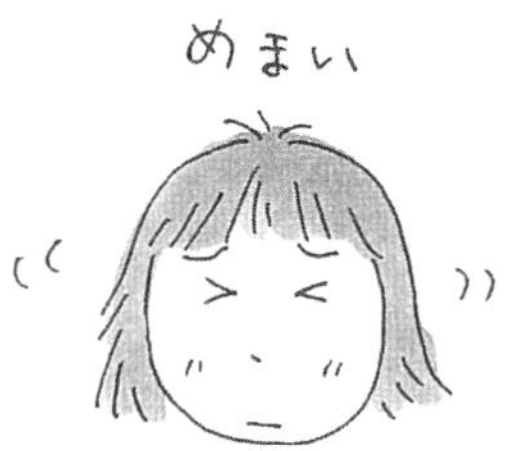

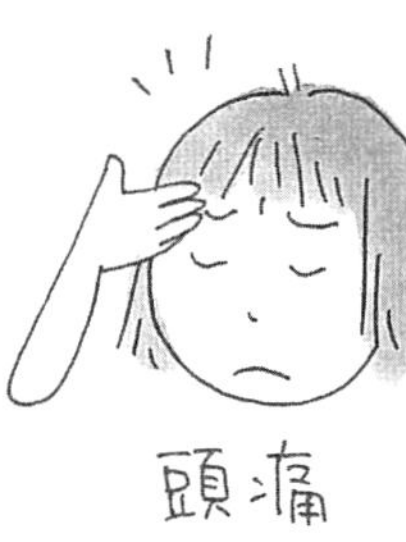

り高ぶると、肝臓に蓄えられるはずの血液が収まらず、陽の気といっしょに上昇します。その結果、上半身に滞るようになり、のぼせや頭痛などの症状が現れるのです。

　また、血液が上にたまりがちになると、鼻や目の粘膜が充血して炎症を起こし、鼻水やくしゃみが出やすくなったり、目がかゆくなりやすくなります。そう、これは花粉症の症状です。花粉やハウスダストなどアレルギーのもとになる異物を解毒するのは肝臓の役割ですが、春に肝臓が高ぶることで疲労し、解毒作用が低下して花粉症を引き起こすとも言われています。

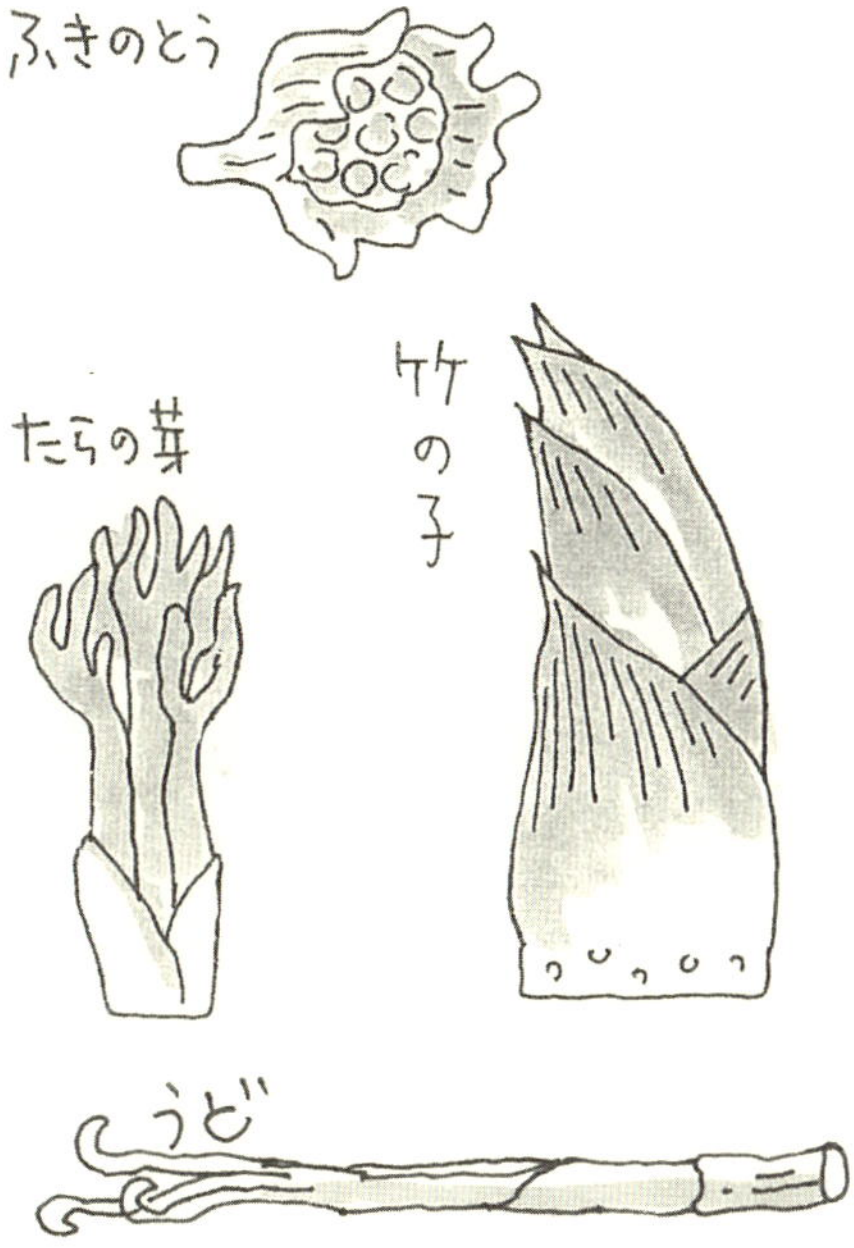

　肝臓の機能を正しく戻すには、春の味覚・苦いものを摂りましょう。春が旬のふきのとう、竹の子、たらの芽、うどなどの苦味をもつ山菜は肝臓のほてりをとり、めまいやのぼせを軽くしてくれるからです。
　ただし、苦味は炎症を鎮める作用をもつため、摂りすぎ

レシピ例
竹の子の木の芽和え
山菜の天ぷら
うどとわかめの酢味噌和え
若竹煮

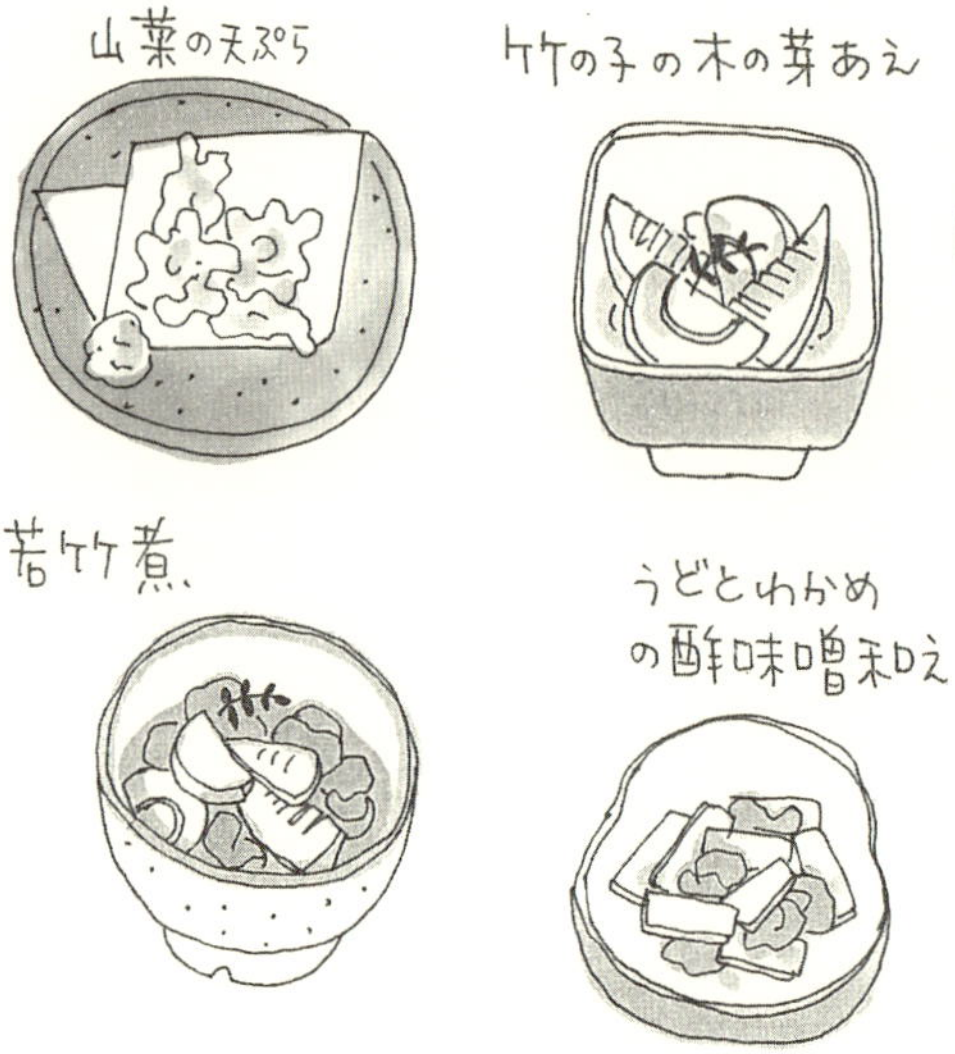

春の食材には苦味のあるものがたくさん。この苦味に、血液の高ぶりを抑え、熱を鎮める作用があるのです。苦いのはイヤという人でも、鹹味の醤油や味噌、塩と合わせると、マイルドになりますよ。

はからだを冷やします。その場合は**図1**（15ページ）の↓の向かう先・辛味を補ってください。苦味の竹の子には香辛料の役割の辛味の木の芽を合わせて、うどはからしといっしょに食べるなどです。また、苦味を摂りすぎると肺や大腸に負担がかかるため、苦味を抑える鹹味《かんみ》をプラスします。鹹味であるわかめと竹の子の若竹煮などは、上手に苦味を抑えて、肝臓の高ぶりを鎮める、春に食べたい大事なメニューのひとつですね」

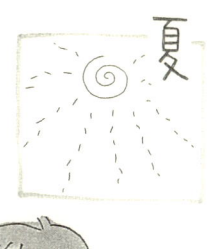

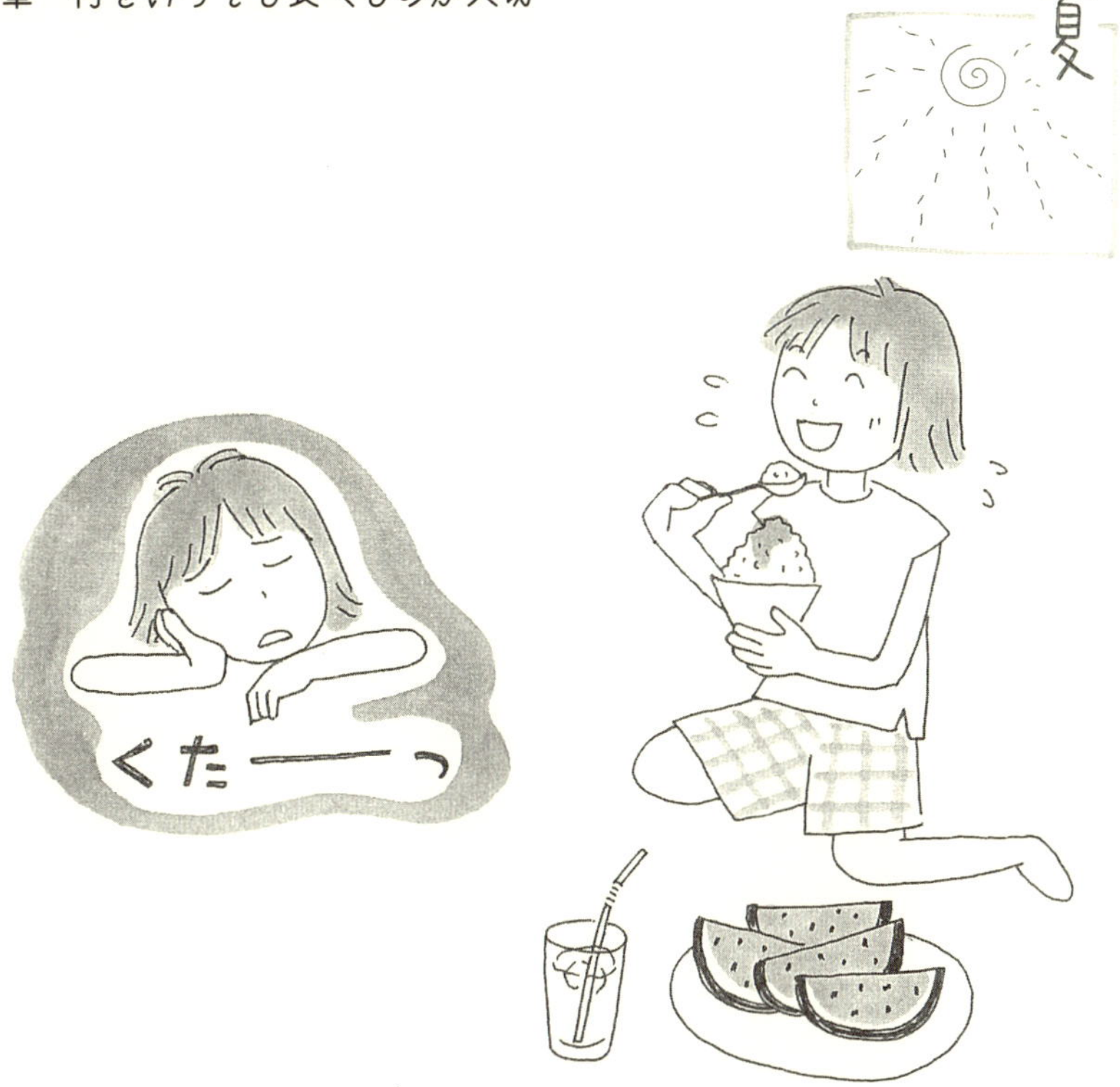

夏は熱を冷ます苦味系の野菜を多く摂ろう

最近の夏は非常に暑いです。とくに、都心部はコンクリートが多いためヒートアイランド状態になり、夜でも暑さがおさまりません。そんなときは、冷房を効かせて、冷たい飲みものをかーっと飲みたくなります。でも、それで本当に大丈夫でしょうか。

現代のわたしたちは、とっても冷えさせられています。昔のように、夏に打ち水をしたり、からだの熱を食べものでとる、といった風流さはありません。クーラーはどこへ行ってもガンガンかかっているのに、外に出れば熱風と暑さが容赦なくからだを直撃します。

この温度差に加えて、冷たいものばかりを冷えた部屋で摂っていたら、どうなるでしょう。からだは汗を出して、体温の上がり下がりを見ながら一生懸命はたらいています。でも、あまりに温度差が激しいので、どこで汗をかいてよいやらとまどっているのです。わたしたちのからだは、こんな過酷な状況に置かれています。過剰な冷房を控え、冷たいものを摂りすぎないように心がけたいですね。

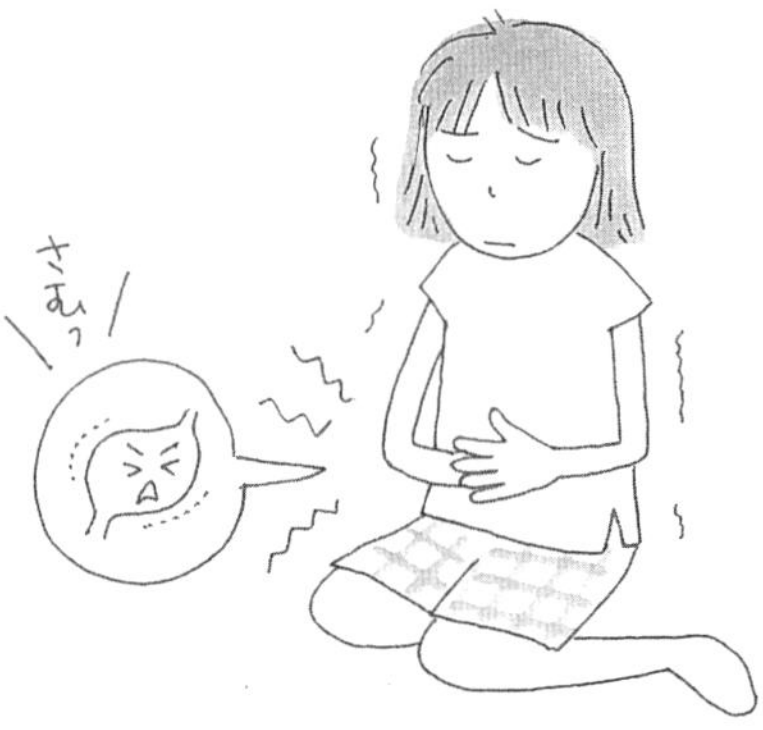

　夏はどうしてものどが渇くから冷たい飲みものがほしくなりますが、水分を摂りすぎると体内に水がたまり、むくみや消化不良の原因になります。とくに冷たいものは、口に入れたときひんやりと心地いいけれど、胃のほうは「こんな冷たいもの入れないでよ」と言っているようです。胃が冷えると胃腸のはたらきが弱くなり、食欲がない、下痢、からだがだるいなどといった症状が起きます。いわゆる夏バテです。

「薬膳では、食べもので〝からだを冷やす〟のではなく、〝熱を冷ます〟といいます。熱を冷ます優等生は苦味です。夏に採れる苦味系の野菜は利尿作用が高く、体内にたまった水分を出しやすくします。

ゴーヤーはその代表選手です。よく、ゆでこぼすと苦味が減るといわれていますが、ゴーヤーに多く含まれるビタミンCは熱に弱いもの。そこで五味の出番です。図1の⇢を見ると、苦味を抑えるのは鹹味《かんみ》なので、料理の前に塩でよくもんでおけば、苦味がやわらぎ、食べやすくなります。卵や豆腐とからめるゴーヤーチャンプルーは、からだの熱を冷ますと同時に、甘味である卵と豆腐が胃腸を保護する役割も果たすのです。

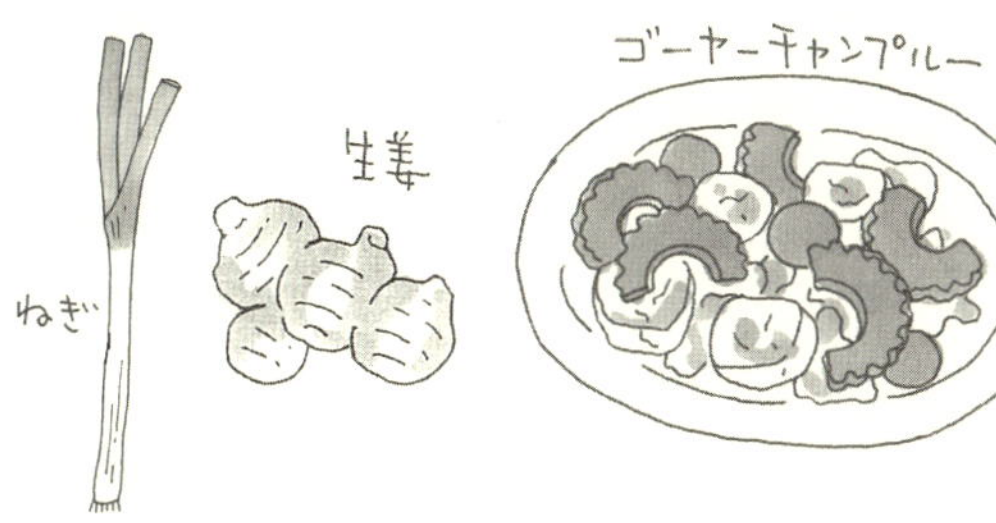

また、苦味の摂りすぎは胃腸を冷やしますから、あたためる作用のある辛味食材を組み合わせましょう。生姜、ねぎ、シソ、唐辛子、からし、わさびなどをうまく使うと、辛味のあたためる成分が効いて、からだにこもっている熱や余分な水分を排泄し、体温を調節してくれます。

きゅうり、なす、冬瓜《とうがん》、トマト、スイカ、メロンなど夏に旬を迎える夏野菜や果物は、のどの渇きをうるおしつつ、汗で出てしまうビタミンやカリウムも補います。ただし、クーラーの効いた部屋で食べるのはおすすめできません。からだを外側からも内側からも冷やすからです。クーラーの効いたところにいる時間が長い人は、夏野菜を加熱して食べたほうがいいでしょう。辛味の薬味を上手に活用するのもポイントです」

レシピ例

夏野菜カレー
きゅうりとわかめの酢のもの
焼きなす
ひやむぎ・そうめん

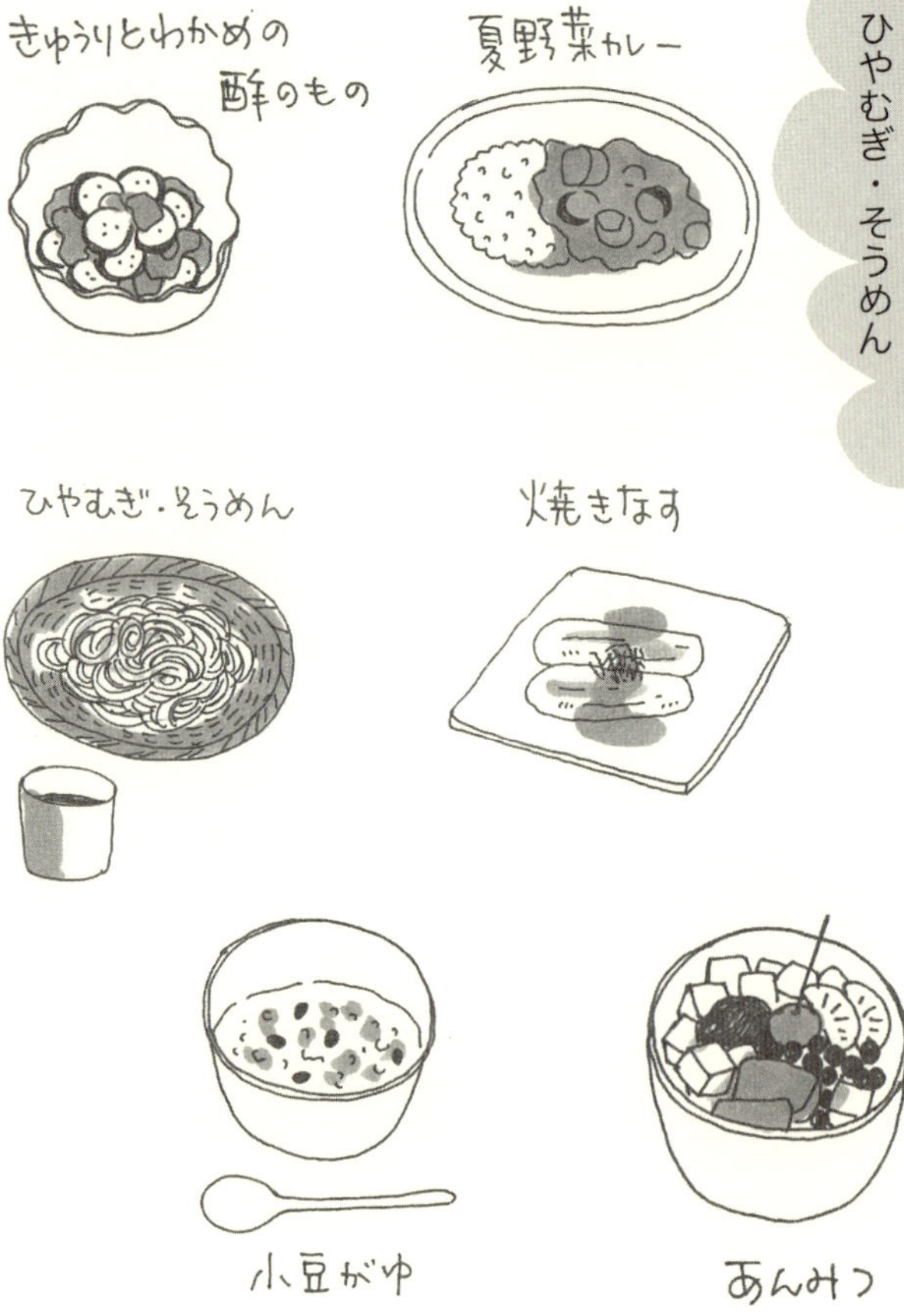

きゅうりとわかめの酢のものには、ねぎ、生姜、大葉などを。焼きなすにも生姜を添えて。ひやむぎやそうめんも冷たさを誘う食べ物なので、七味唐辛子やねぎなどをたっぷり添えていただきましょう。

おやつ・軽食には利尿効果の高い小豆をまめに摂りましょう。小豆がゆや赤飯、またアイスの代わりにあんこをのせた、あんみつもいいですね。

飲みものはハト麦茶がおすすめ

「冷える人は、からだの水はけが悪いために、尿や汗で水分が外に出にくく、体内に水分がたまりがちです。花粉症になると、鼻水がたくさん出たり、涙が出たりしますね。これは、からだが余分な水分を一生懸命に外へ出そうとしているためです。本当は薬でそうした水分を止めないほうがいいのですが、症状がつらいと、そうも言っていられません。そこで、食べものに気をつけて、からだを冷やさないようにしましょう。まず、甘いものや水気の多いものを控えてください。果物は水菓子というほどですから、いわば水分の固まりです。食べるなら朝にしましょう。昼間は動いているので水分が外に出やすいけれど、夜はからだにたまったままになります。飲み物は、水や緑茶より、ハト麦茶がおすすめです。いつでも飲めるように、沸かしておくといいですよ」

ハト麦はアミノ酸のバランスがよく、新陳代謝の促進に効果的です。タンパク質やビタミンB2が豊富で、ビタミンB1、カルシウム、鉄、食物繊維なども多く含み、体内の水分や血液の代謝を促すため解毒効果があります。また、胃腸を整え、腎臓のはたらきも促して水分代謝をよくするので、尿の出がよくなり、むくみの解消にもつながるのです。

　暑いときは冷たいものをゴクゴクと飲みたくなりますが、頭がキーンとするほど冷たいものはなるべく避けましょう。冷蔵庫から出して少し置いておくとか、ぬるめのお茶を飲むなどの工夫を心がけてください。

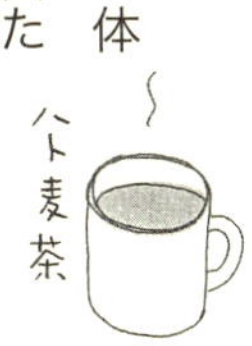

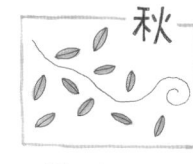

秋

秋は辛味の食べ物や根菜類

食欲の秋、読書の秋。夏バテもおさまり、充実した毎日を送れそうな季節です。暑くもなく寒くもなく、木々も色づき「一年でいちばん好き」という声もよく聞きます。ただし、朝晩の気温の変化が激しく、空気がだんだん乾燥していく時期です。

「朝晩が冷え込むので表皮が閉じやすくなり、汗腺や皮脂腺からの水分排泄が減りがちになります。暑い夏は表皮が開き、汗をかいて、水分や老廃物の代謝も盛んです。ところが、気温が下がって表皮が閉じると、皮膚からの水分代謝が減る分、鼻や口などが肩代わりするので、呼吸器に負担がかかります。秋に気管支炎や鼻炎が多いのは、このためです。せきや鼻水を体外に出すと、からだから熱が奪われ、体温が下がります。

からだを冷やさないために、辛味の食べものを摂りましょう。辛味の食べものは、からだをあたためつつ、水分や気の滞りを発散するほか、大腸のはたらきを活発にするので、便通もよくなります。秋においしい秋刀魚《さんま》には大根おろしを、焼き鳥には七味唐辛子、うどんやそばにはねぎ、七味唐辛子、わさびをたっぷり添えて、いただきましょう。

また、秋は里いも、れんこん、大根などの根菜類が旬です。根菜は水分の多い夏野菜（きゅうり、なす、トマトなど）とはまったく異なり、肺をうるおします。これからわかるように、旬の食材は四季に応じてからだが欲しているものばかりです。水分の多い野菜のように熱を冷ますはたらきのある食べものは、秋には控えたほうがいいでしょう」

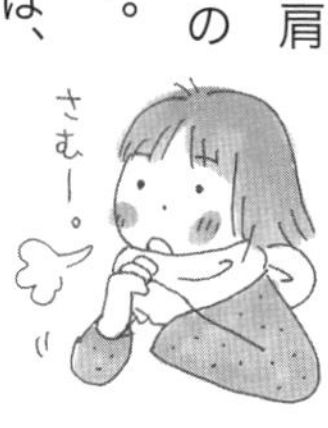

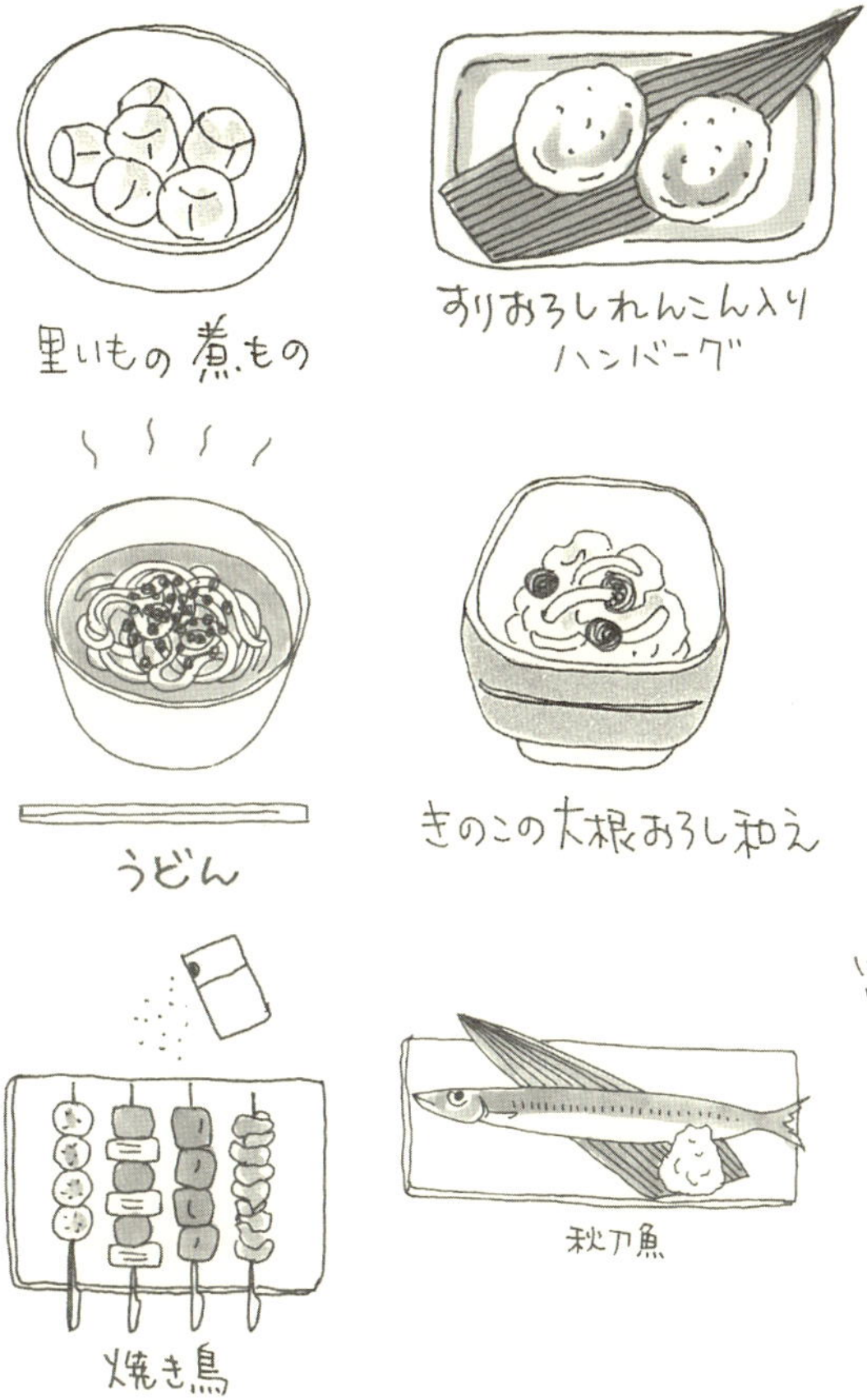

レシピ例
すりおろしれんこん入りハンバーグ
里いもの煮もの
きのこの大根おろし和え

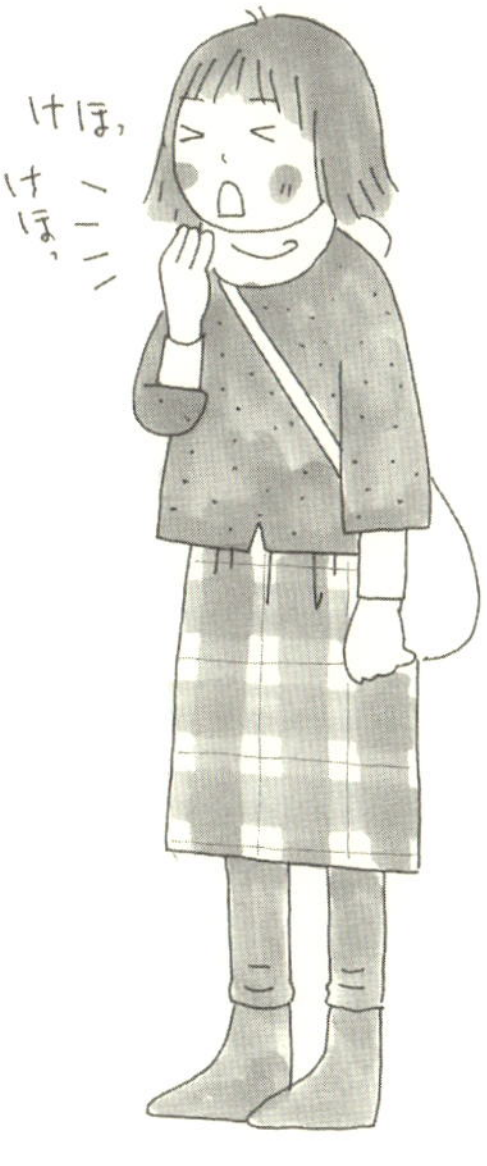

脂っこくて胃腸に負担のかかる食べものや、からだを冷やす水気の多い食べものにも、必ず辛味を。辛味をプラスすると、からだをあたため、消化を助け、胃腸の負担が軽くなります。

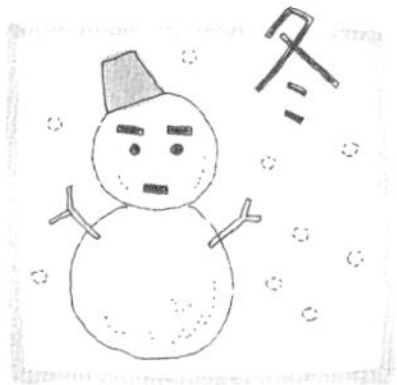

冬には塩気を摂って腎臓のはたらきをよくしよう

冬は木枯らしふきすさび、とーっても寒い季節。昔よりあたたかくなったと言われても、やっぱり冬は寒い！　分厚いコートやセーター類をいくら着込んでも、なかなかあたたまりません。寒いと血管が収縮して、気や血液のめぐりも悪くなります。手や足先が冷たく、ひどいときは痛くなるほどです。

「冬に関連の深い臓器は腎臓です。腎臓は精力の源であるほか、尿をつくり、水分代謝をコントロールしています。生殖器、骨、耳のはたらきにも関係する臓器です。腎臓のはたらきが弱くなると尿の出が悪くなり、からだの内側に水分が滞ります。これが、むくみ、冷え、貧血、神経痛などの原因です。また、東洋医学では、白髪や視力低下、足腰の衰えなどの老化現象も腎臓の機能の低下によるエネルギー不足によって生じると考えられています。

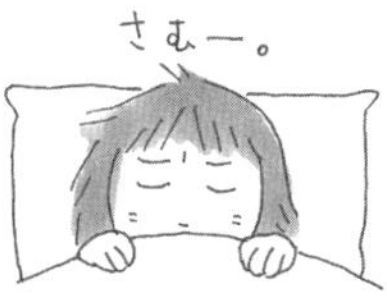

腎臓の機能を高めるために活躍するのは、塩気のある鹹味《かんみ》です。「東北地方の味つけは塩辛い」という印象がありますが、これは実は理にかなっています。塩気の多いものは、からだをあたためるからです。

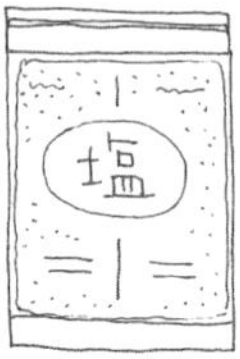

血液内の塩分濃度が高くなると、エネルギーの焼焼作用が盛んになり、体温が上がります。塩分を摂ることで、からだが内側から冷えを防ぐという昔からの知恵なのです。ただし、摂りすぎは血圧の上昇を招く

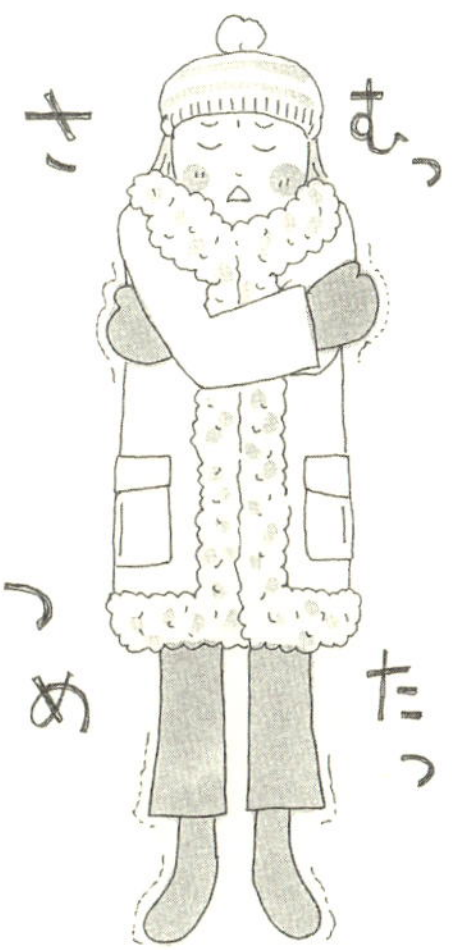

ので禁物。そこで、苦味が活躍します。

にがりという言葉を聞いたことがある方は多いでしょう。たとえば、天然の塩（自然塩）に含まれる成分です。鹹味を助ける作用は苦味で、天然の塩にはこの苦味が入っているため、塩気によるトラブルを防ぎます。ところが、人工的に精製された化学塩にはにがりは入っていません。だから、意識して天然の塩を摂るように心がけてください。

鹹味には、塩、醤油、味噌、わかめ、こんぶ、ひじき、そして冬が旬のいわしや海苔などがあります。なんだか、黒っぽいものが多いと思いませんか。正月のおせち料理にも、黒っぽいものがたくさんあります。陰陽五行論によると腎臓にあたる色は黒で、腎臓を助けるはたらきがあるとされてきました。

たとえば、ごぼうの昆布巻きや黒豆は水分代謝を高め、利尿作用があります。片口いわしの稚魚を醤油風味で飴炊きした田作りには、内臓のはたらきをよくして、からだをあたためる作用があります。栗きんとんは一見甘いものと思いますが、実は鹹味《かんみ》です。栗は鹹味に属し、甘味の砂糖によって腎臓のはたらきが抑えられないようにします。さらに、肝臓のはたらきを助けるくちなしの実で金色に色づけした、素晴らしい一品なのです」

こうした日本の伝統には、昔の人の知恵が凝縮されています。あらためて先人の知恵に脱帽です。

そして、秋にもおすすめした根菜類は、からだをあたためるものばかりです。冬には大根、かぶ、れんこん、さつまいも、かぼちゃ、ごぼう、人参、ねぎ、玉ねぎなどおいしい野菜がたくさん！　積極的に食べましょう。

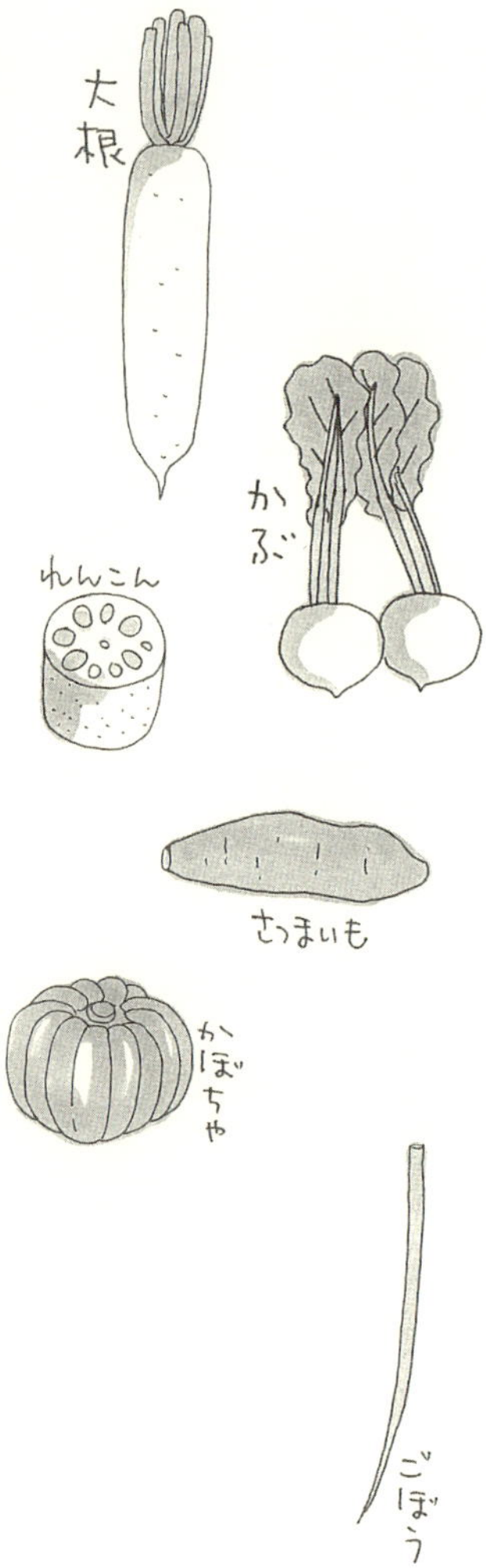

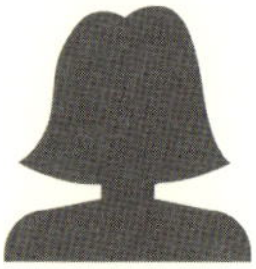

武鈴子
食養研究家。薬膳研究家。東京薬膳研究所代表。薬膳指導をはじめ、講演・執筆・薬膳料理教室などで活躍中。著書に『いろはに食養生──薬膳で読み解く江戸の健康知恵袋』（家の光協会、2008 年）、『五味パズルでマスターかんたん薬膳』（講談社、2009 年）など多数。

レシピ例
豚汁、シチュー
野菜の煮もの
ふろふき大根
おでん

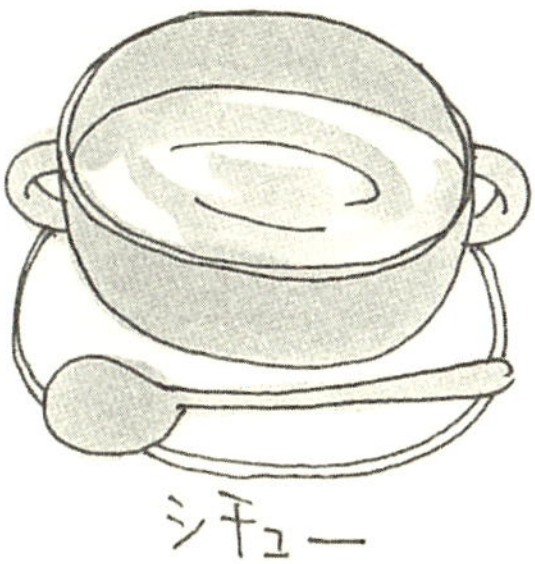

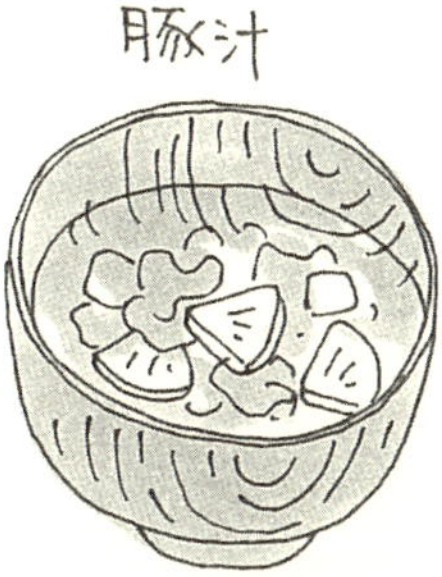

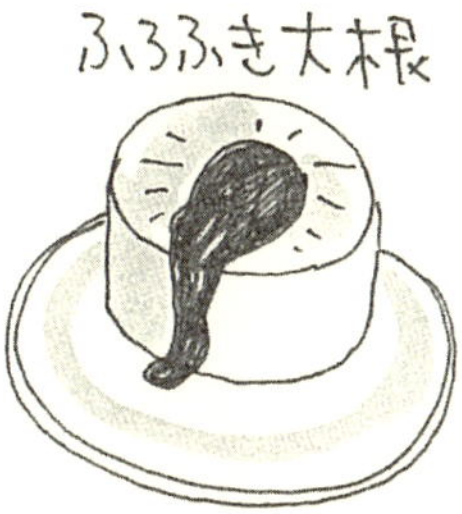

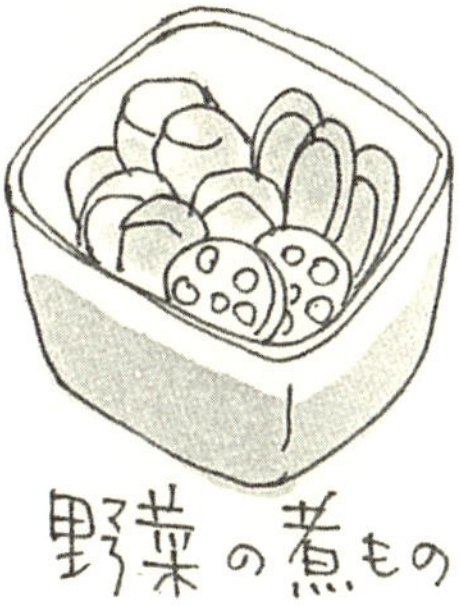

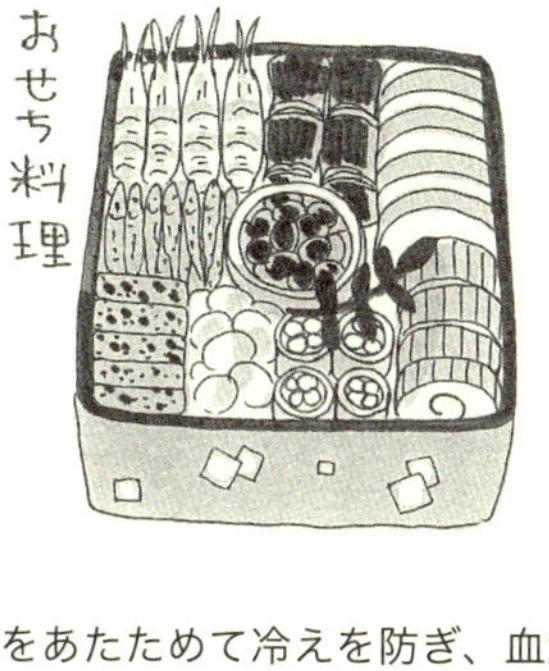

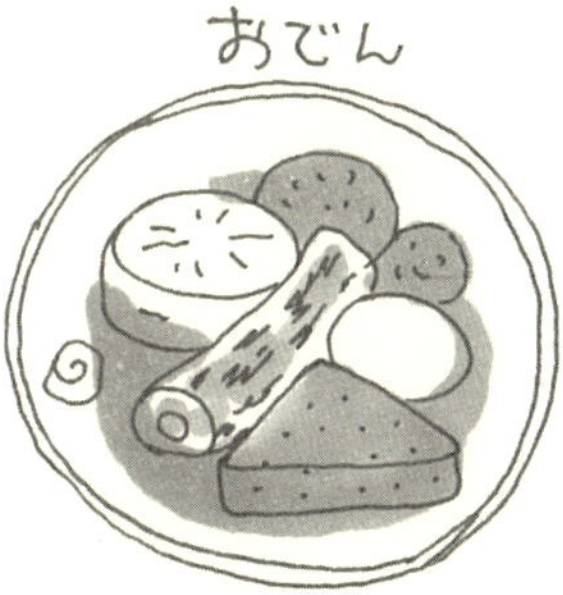

内臓をあたためて冷えを防ぎ、血液を補うと東洋医学で考えられている野菜が、人参です。血行をよくし、貧血や病後の回復にも効果があります。豚汁やシチューなどに、大いに使いましょう。

陰陽が調和した簡単重ね煮

土の上に育つ野菜は下に

日本の旬を活かした調理方法を紹介する教室などを開催している「いんやん倶楽部」の顧問・梅﨑《うめさき》和《かず》子《こ》さんに、「あたためレシピ&知恵」のあれこれを教えてもらいました。

食材がもつ陰と陽の性質を組み合わせて、からだの陰と陽のバランスをとるのが、陰陽調和料理です。土の上で育ち、太陽に向かって伸びていく白菜などの葉物、なすやとうもろこしなどの果菜類は陰性で、水分、ビタミンC、カリウムなどが多く、からだを冷やす作用があります。一方、土の中で育つ根菜類は陽性の性質をもち、水分が少なく、からだをあたためる作用があります。人参にはβ-カロチンが、れんこんにはビタミンCが豊富です。こうした陰と陽の野菜をバランスよく食べることで、心身の陰陽バランスも整えられるのです。

食材の重ね方の基本形

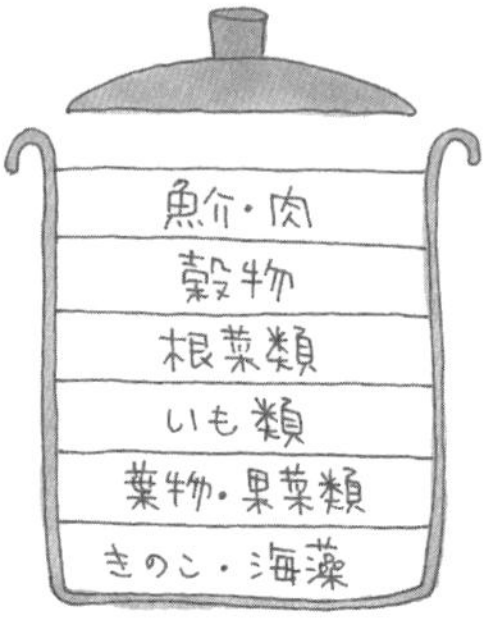
魚介・肉
穀物
根菜類
いも類
葉物・果菜類
きのこ・海藻

イラストに食材の重ね方の基本形を示しました。また、32~33ページの重ね煮(生姜入りのっぺい汁、白菜の煮びたし)は、それを簡単に実践できる料理法のひとつです。白菜や春菊など土の上に育つ野菜(陰)は下に、ごぼうや人参など土の中に育つ野菜(陽)は上に、重ねて入れていきます。この順番がポイントなので、イラストどおりに入れてください。鍋の中で違う性質のエネルギーが混じり合って調和し、素材の持ち味を引き出した仕上がりになります。

皮むきやアク抜きをしない

重ね煮では、野菜の皮は基本的にむかず、水や酢でさらすといった下準備もしません。皮と皮の間に多く含まれているミネラルやビタミンを活かすためです。野菜は丸ごと調理して、素材のうまみや栄養を逃がさないようにします。アクは味に深みを与えるもの、野菜の個性と考えます。ただし、里いもや玉ねぎ、収穫してから時間がたったじゃがいもは、皮をむきます。また、ごぼうは泥を落とすのを忘れずに。

そして、丸ごと食べたいので、できれば無農薬野菜や減農薬野菜がおすすめです。

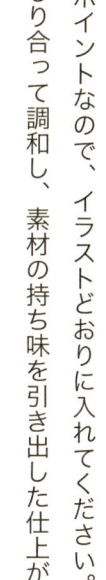

梅﨑和子
健康料理研究家。栄養士。いんやん倶楽部顧問。病院栄養士として勤務後、陰陽調和の料理を学び、食と健康を考える「いんやん倶楽部」を設立。著書に『梅﨑和子の陰陽重ね煮クッキング』（農山漁村文化協会、2002年）、『アトピーっ子も安心の離乳食』（家の光協会、2005年）、『旬を丸ごと生かす食卓』（講談社、2006年）など多数。

■いんやん倶楽部
〒564-0053 大阪府吹田市江の木町24-36
電話 06-6389-4110

生姜入りのっぺい汁

材料（5人分）

- 油揚げ　20g
- （れんこん）　30g
- ごぼう　20g
- 人参　30g
- 玉ねぎ　80g
- かんぴょう　50cm
- 里いも　100g
- 大根　80g
- 干ししいたけ　2枚
- こんにゃく　30g
- 水　3-4カップ（干ししいたけとかんぴょうの戻し汁含む）
- 塩　小さじ1⅓
- 醤油　大さじ1~2
- 吉野くず　大さじ⅓（2倍の水でとく）
- 生姜　10g
- 青ねぎ　1本

※玉ねぎは白ねぎに、里いもは、じゃがいも、さつまいもに、大根はかぶに変えても大丈夫。

作り方

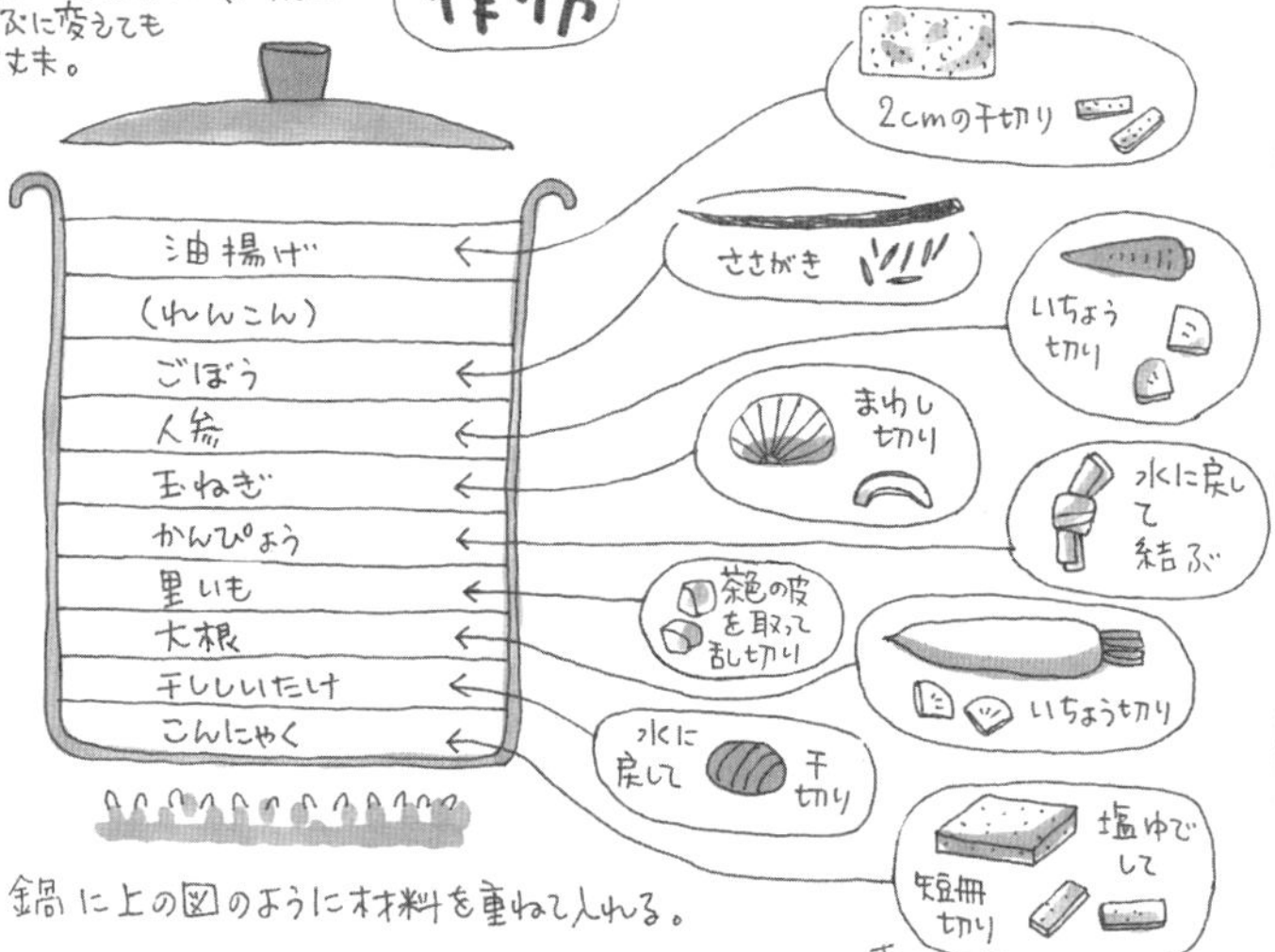

① 鍋に上の図のように材料を重ねて入れる。

② 水1カップを注いで中火にかけ、煮たったら弱火にして煮る。八分どおり煮えたら、塩小さじ1⅓を加える。

③ 残りの水を加えて、沸騰したら醤油で調味する。

④ 水ときの吉野くずでとろみをつけ、生姜のすりおろしを加え、小口切りのねぎで青みを添える。

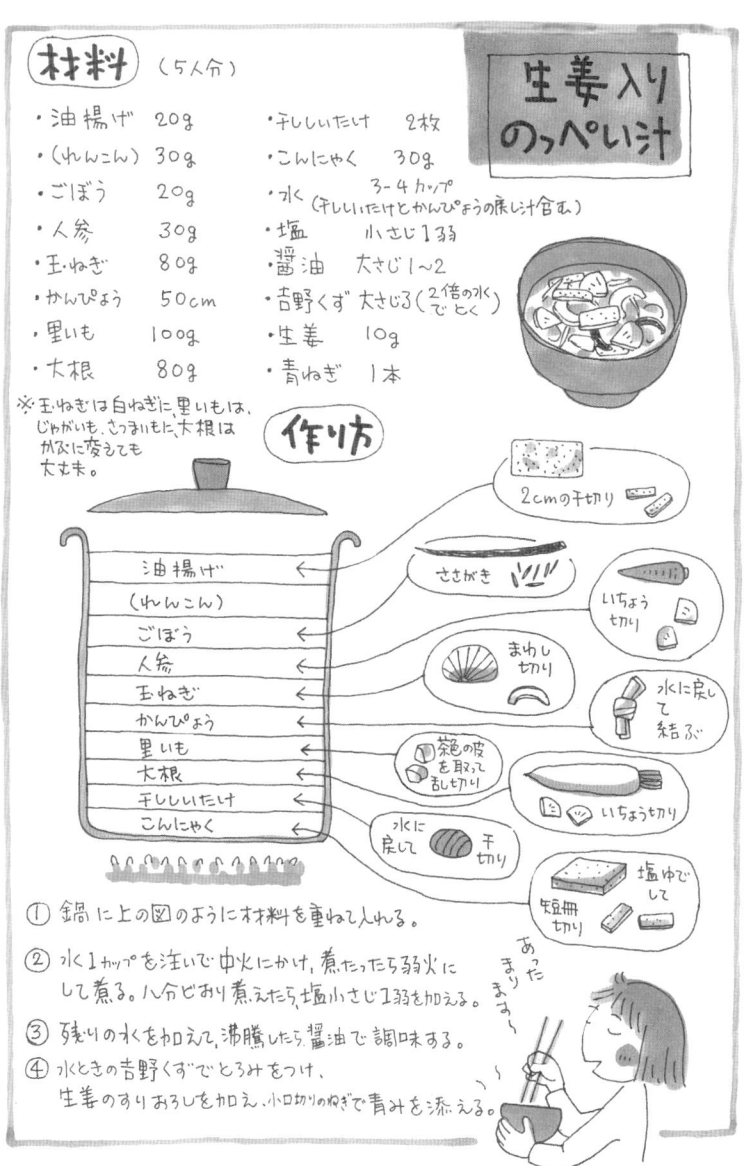

白菜の煮びたし

材料（6人分）

- チリメンジャコ　大さじ2
- 油揚げ　30g
- 春菊　100g
- 白菜　250g
- 水　1カップ
- 醤油　大さじ2
- 塩　少々
- デンプン　大さじ1を3倍量の水でといておく。

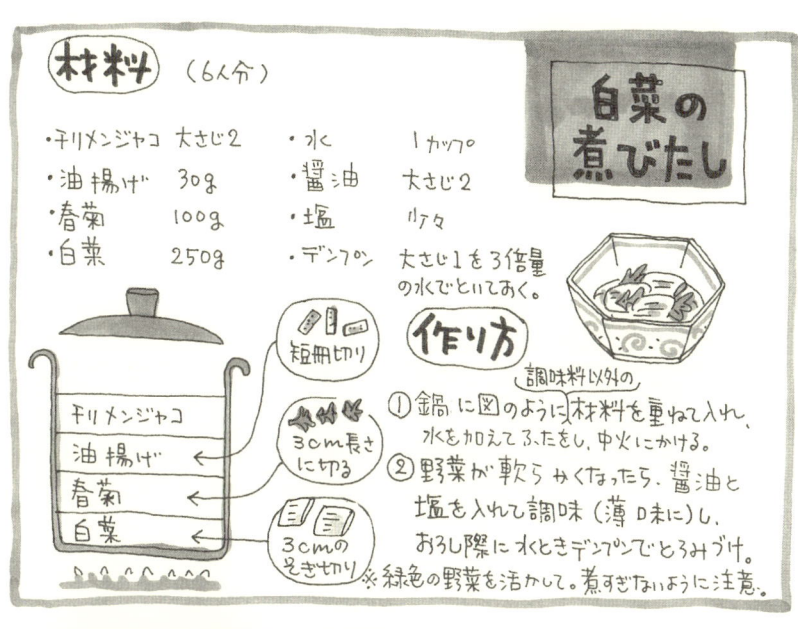

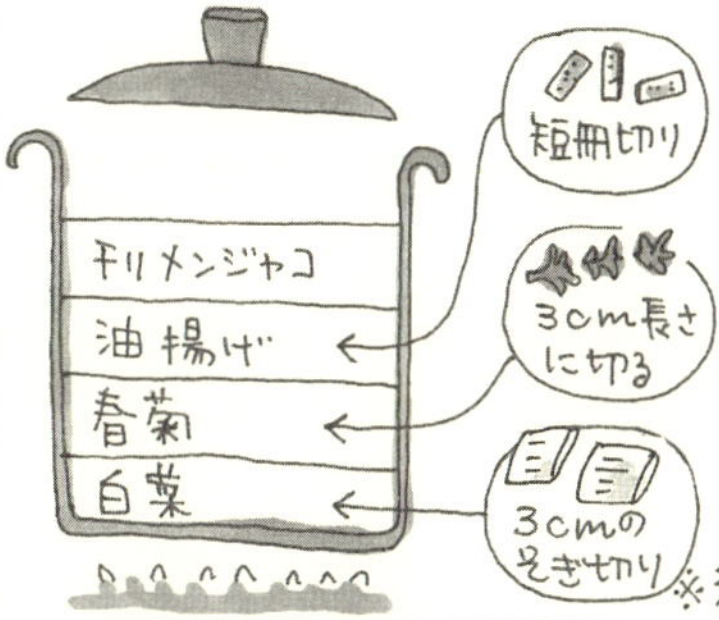

作り方

①鍋に図のように調味料以外の材料を重ねて入れ、水を加えてふたをし、中火にかける。

②野菜が軟らかくなったら、醤油と塩を入れて調味（薄味に）し、おろし際に水ときデンプンでとろみづけ。

※緑色の野菜を活かして。煮すぎないように注意。

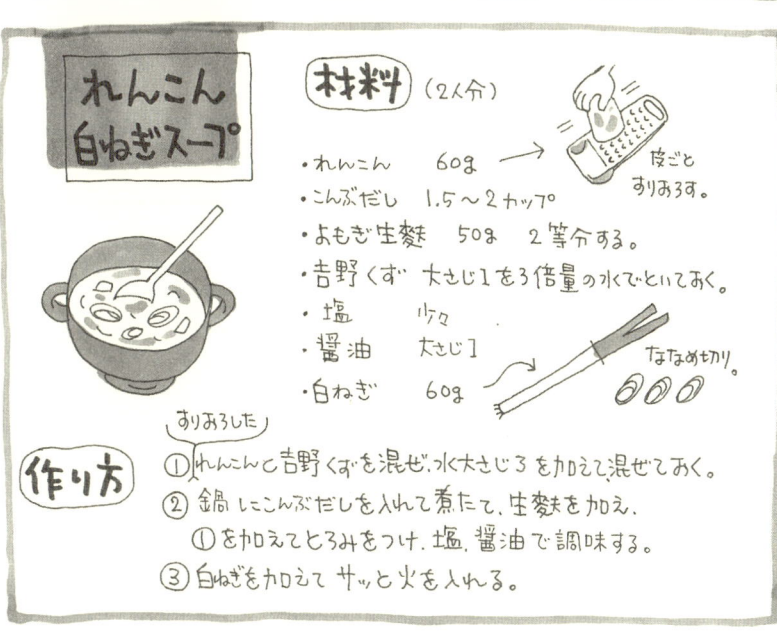

れんこん白ねぎスープ

材料（2人分）

- れんこん　60g　→　皮ごとすりおろす。
- こんぶだし　1.5〜2カップ
- よもぎ生麩　50g　2等分する。
- 吉野くず　大さじ1を3倍量の水でといておく。
- 塩　少々
- 醤油　大さじ1
- 白ねぎ　60g　→　ななめ切り。

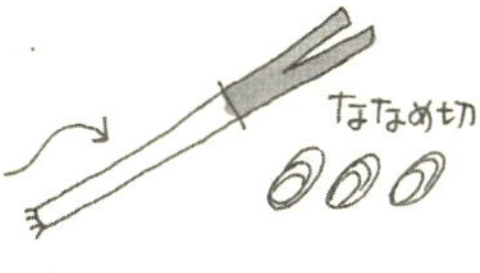

作り方

①すりおろしたれんこんと吉野くずを混ぜ、水大さじ3を加えて混ぜておく。

②鍋にこんぶだしを入れて煮たて、生麩を加え、①を加えてとろみをつけ、塩、醤油で調味する。

③白ねぎを加えてサッと火を入れる。

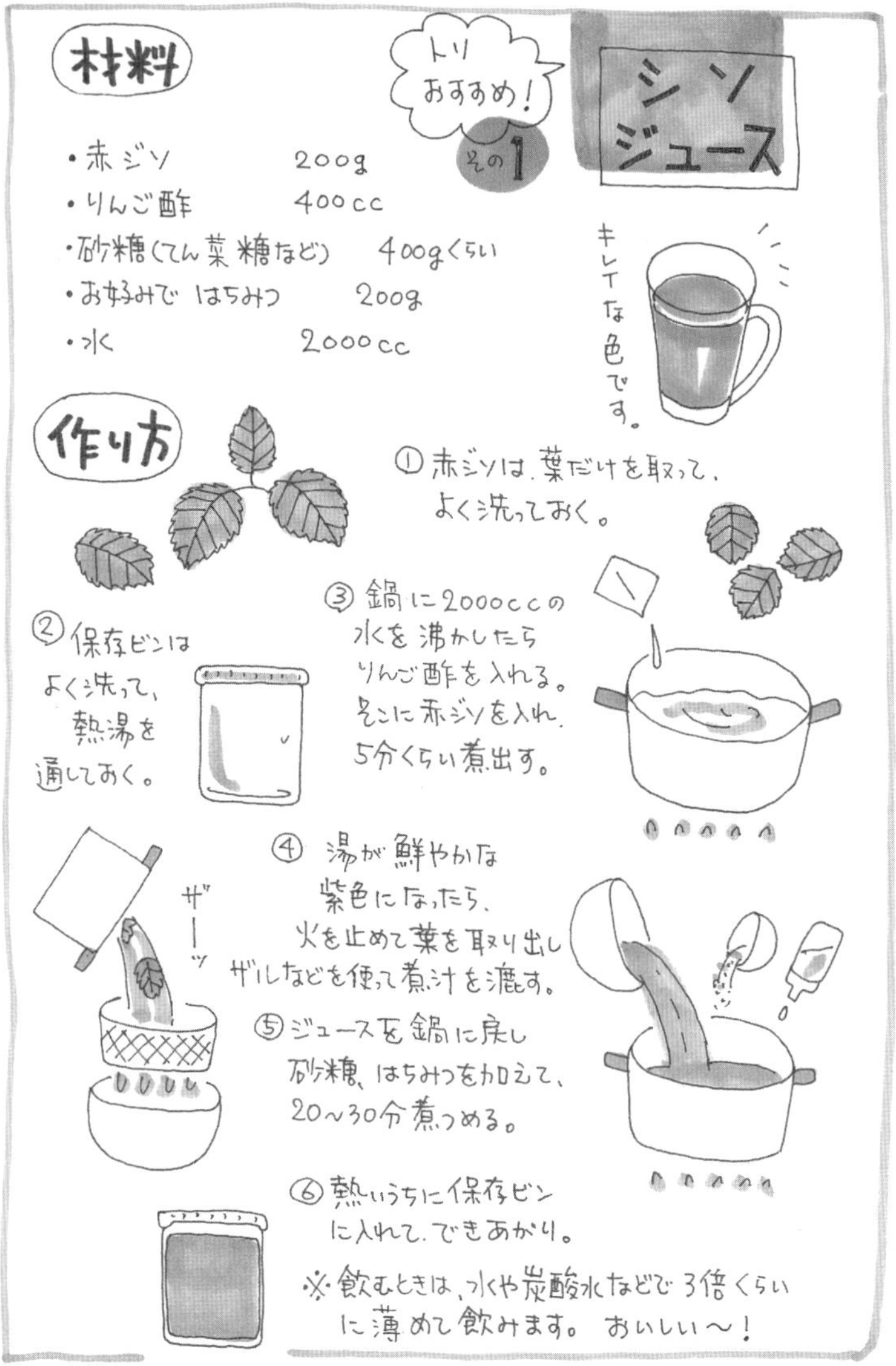
材料
トリおすすめ!
その1
シソジュース
・赤ジソ 200g
・りんご酢 400cc
・砂糖(てん菜糖など) 400gくらい
・お好みで はちみつ 200g
・水 2000cc
キレイな色です。
作り方
① 赤ジソは、葉だけを取って、よく洗っておく。
② 保存ビンはよく洗って、熱湯を通しておく。
③ 鍋に2000ccの水を沸かしたらりんご酢を入れる。そこに赤ジソを入れ、5分くらい煮出す。
④ 湯が鮮やかな紫色になったら、火を止めて葉を取り出しザルなどを使って煮汁を濾す。
ザーッ
⑤ ジュースを鍋に戻し砂糖、はちみつを加えて、20~30分煮つめる。
⑥ 熱いうちに保存ビンに入れて、できあがり。
※飲むときは、水や炭酸水などで3倍くらいに薄めて飲みます。おいしい~!

食欲が落ち気味の夏場にもってこい。シソや酢が胃腸のはたらきを助けてくれます。夏バテにも効果あり。家で簡単に作れますよ。

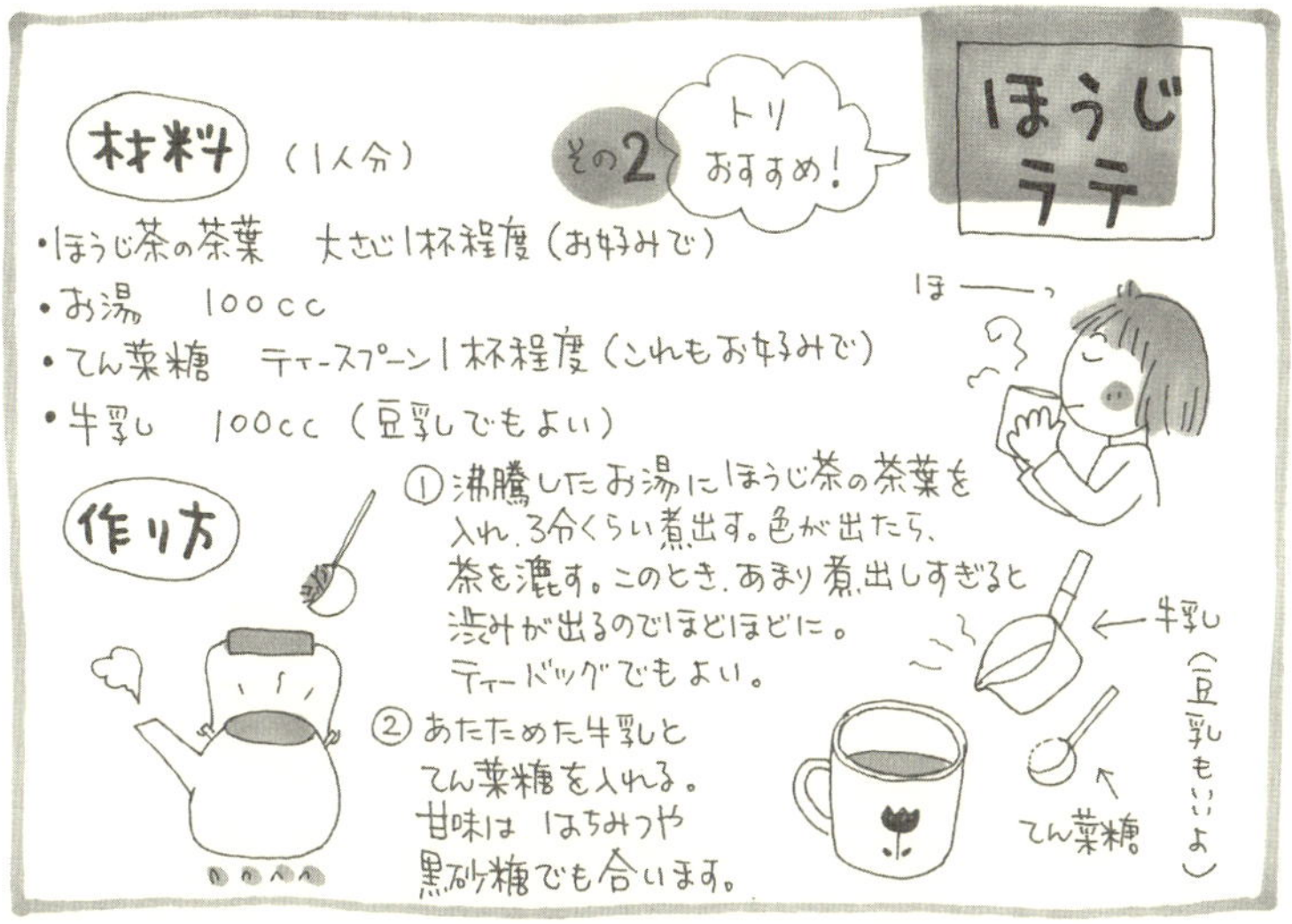

夏は氷を入れてアイスでも。ただし、冷たすぎるのは避けましょう。ほうじ茶はカフェインが少ないので、カフェインが気になる人やコーヒーの苦手な人にもおすすめ。牛乳との相性も意外によく、香ばしくて、おいしいのです。ほうじ茶の濃さは、お好みで調節してください。

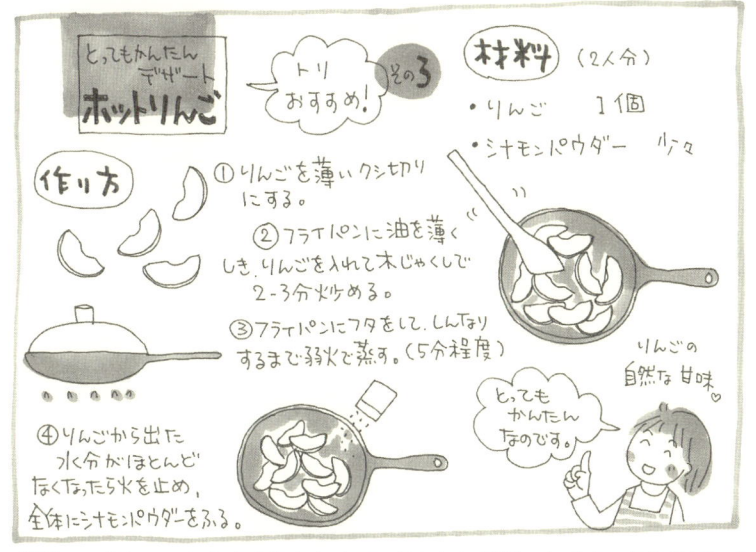

簡単、ヘルシー、しかもあたたかくて、おいしいデザートです。りんごがたくさん出回る季節に、ぜひお試しください。

ハーブの力を借りてみる

ハーブとスパイスの違いって、何でしょう？

ハーブはスパイスの一種です。ただし、生で使うときはハーブといい、乾燥して使うときはスパイスと呼びます。ハーブ、スパイス、生薬（動植物や鉱物から抽出される薬）として使うのは、おもに植物の花、葉、茎の部分です。これらは、いずれも冷えにいいといわれています。

ハーブに詳しいジャパン・ハーブ・ソサエティー顧問の外山《とやま》たらさんに、冷えにいいハーブと、その摂り方のレシピを教えていただきました。

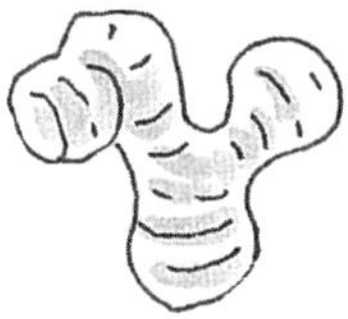

①生姜

日本でもおなじみ。スパイスの世界ではジンジャー、漢方の世界では生を生姜《ショウキョウ》、乾燥させたものを乾姜《カンキョウ》と呼びます。辛味の主成分のジンゲロールに血行促進作用があるため、からだをあたためる効果があります。

〈生姜湯の作り方〉

約 200cc のティーカップに、すりおろしか、きざんだ生姜を入れて、熱湯を注ぐ。はちみつや黒砂糖などをお好みで加えよう。紅茶に入れても効果がある。

ただし、いくらあたたまるからといっても、生姜の量はほどほどに。1回につきスライスなら２～３枚、すりおろしなら小さじ２分の１程度が適量。

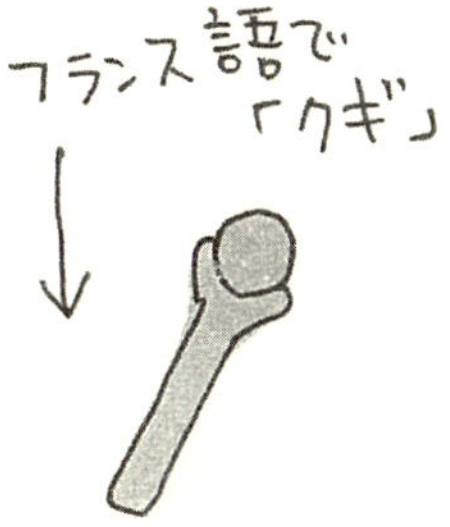

②クローブ

丁字《ちょうじ》の花のつぼみを乾燥させたもの。バニラに似た甘い香り。生薬名は丁字。丁字には釘という意味があり、つぼみの形が釘に似ているから、こう呼ばれてきました。ちなみに、英語のクローブもフランス語の Clou（釘）が語源です。インドネシアのマルク諸島が原産で、世界一周をとげたマゼランの部下がスペインに持ち帰ったそうです。精油主成分であるオイゲノールはカビを防ぐほどの殺菌力をもち、漢方では冷えを改善することで知られています。

〈ホットワイン（ホットティー）の作り方〉

赤ワイン1カップを鍋に注ぎ、砂糖を好みで入れる。そこにクローブを粒のまま2～3粒入れて加熱。沸騰までしないうちに、火から下ろす。ワインの代わりに紅茶でもよい。

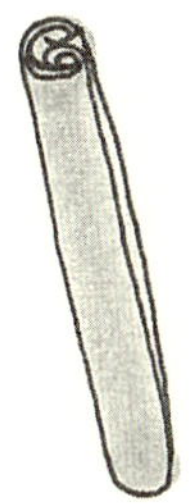

③シナモン

生薬名は桂皮《ケイヒ》。スリランカ原産のクスノキ科シナモンの樹皮です。香りに血管を拡張させる作用や冷えをとる作用があるため、血行をよくするほか、リラックス効果もあります。甘味と相性がよいので、シナモンシュガーを作っておいてコーヒーや紅茶に入れるのがおすすめ。

〈シナモンシュガーの作り方〉

砂糖1カップにシナモンパウダー大さじ2杯程度を混ぜ合わせる。シナモンと砂糖が分離しやすいので、乳鉢などでよく混ぜ合わせよう。

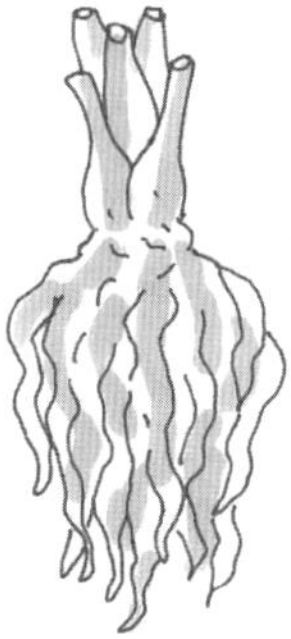

⑤アンジェリカ

ヨーロッパトウキとも呼ばれ、日本で古くから栽培されている当帰も仲間。アンジェリカの語源は、エンジェル＝天使のように女性を癒すという意味。中国で婦人病のために家に戻された娘に母親が与えたところ病気が回復し、母親が「当然おまえは嫁ぎ先に帰ってよいのだ」と言ったことから、当帰という名がついたとか。冷え性をはじめ、生理痛など婦人病に最高の生薬といわれています。

アンジェリカのドライはハーブ専門店で、当帰は漢方薬店で買えます。煎じて飲んでも、浴用にしてもいいでしょう。

〈飲み方〉

土鍋かステンレス鍋に水約400ccと生またはドライを入れ、約15分煎じる。

〈浴用〉

漉した煎じ汁を浴槽に注ぎ、38～40℃のぬるめの湯にゆっくりつかる。

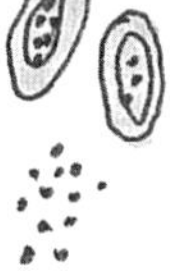

④カルダモン

ショウガ科の多年草。ピリッと辛く、ツーンとした独特の香りがあります。血行促進の効果があり、胃にもいい。

おすすめはスパイスティー(チャイ)

〈材料〉（２人分）

カルダモン(ホール)30粒、クローブ(ホール)２個、シナモンスティック２分の１本、生姜薄切り２枚、紅茶の葉小さじ２、牛乳１カップ、水１カップ、砂糖小さじ２

〈作り方〉

小鍋に水とスパイス類と紅茶の葉を入れ、３分ほど煮込む。牛乳と砂糖を加え、沸騰寸前に火からおろし、漉してからカップに注ぐ。

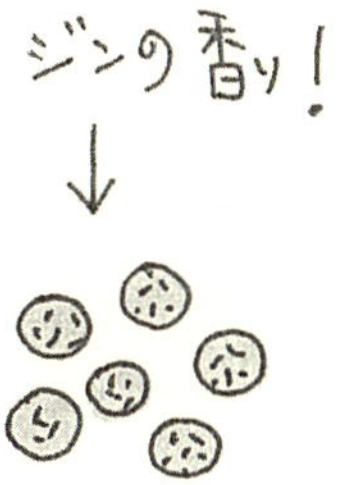

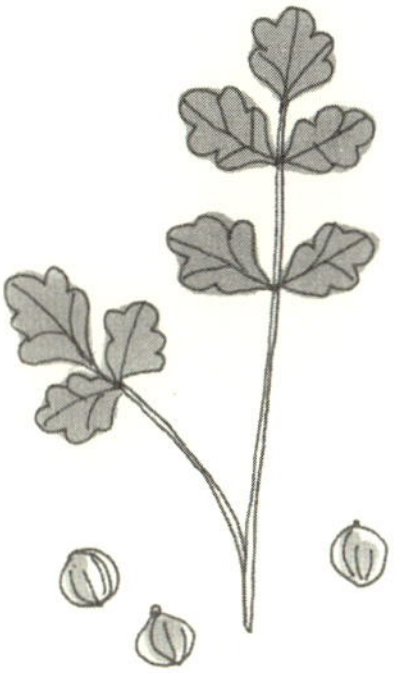

⑦ジュニパーベリー

ヒノキ科の西洋ネズの実の一種で、熟した球果を使用。主成分はジュニペリンといい、利尿作用があり、むくみをとります。ただし、腎臓の悪い人は使用できません。

〈飲み方〉

２～３粒の実を約200ccのティーカップに入れて熱湯を注ぎ、５分ぐらい蒸らしてから飲む。スプーンの背などで実をつぶすと、抽出しやすい。

〈浴用〉

水約400ccで煎じた汁は入浴剤としてもよい。

⑥コリアンダー

香菜とかパクチーと呼ばれ、生の葉は独特の匂いで知られていますが、果実の中の種子は甘くスパイシーないい香りです。この香りが血液の循環を促し、血液自体の毒素を抜くといわれています。便秘の解消にも効果的です。

〈ハーブティーの作り方〉

果実を割って熱湯を注ぎ、５分ぐらい蒸らす。

簡単ハーブ入浴

ティーバッグでハーブティーを飲んだ後、ティーバッグを浴槽に入れて入浴。せっかくのハーブエキスなので、最後まで使い切りましょう。

冷えに効くスパイス＆生薬の注意点

ここで取り上げたスパイスや生薬は血のめぐりをよくするため、通経作用（月経を起こさせる作用）があるものも含まれています。妊娠中の女性は、避けてください。

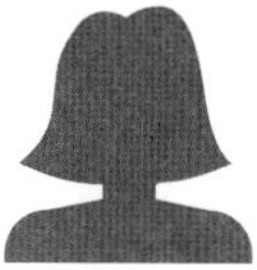

外山たら

ハーブマイスター。NPO日本コミュニティーガーデニング協会会長。著書に『感じるハーブ――あなたの心と身体を変える70の効能』（EH春潮社、2005年）がある。

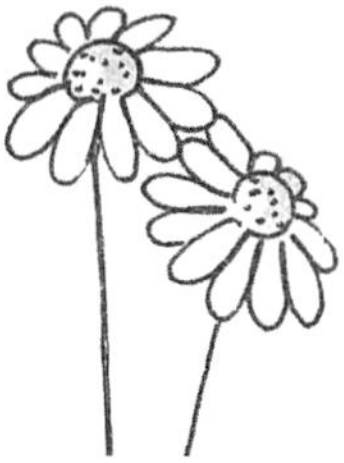

⑧カモマイル（カモミール）

キク科のジャーマンカモマイル（1年草）とローマンカモマイル（多年草）があり、ともにヨーロッパでは家庭の万能薬として使われてきました。ピーターラビットの具合が悪くなったとき、母親ウサギが飲ませたのもカモマイルティーです。冷えを改善し、鎮静作用もあるので、心身の疲労がとれます。

〈飲み方〉

約200ccのティーカップに小さじ1杯のドライカモマイルを入れて熱湯を注ぎ、5分ぐらい蒸らして飲む。

〈浴用〉

180ccの水に大さじ5杯のカモマイルを入れ、10分ぐらい煎じた汁を漉して浴槽に注ぐ。

第2章

からだを見つめる

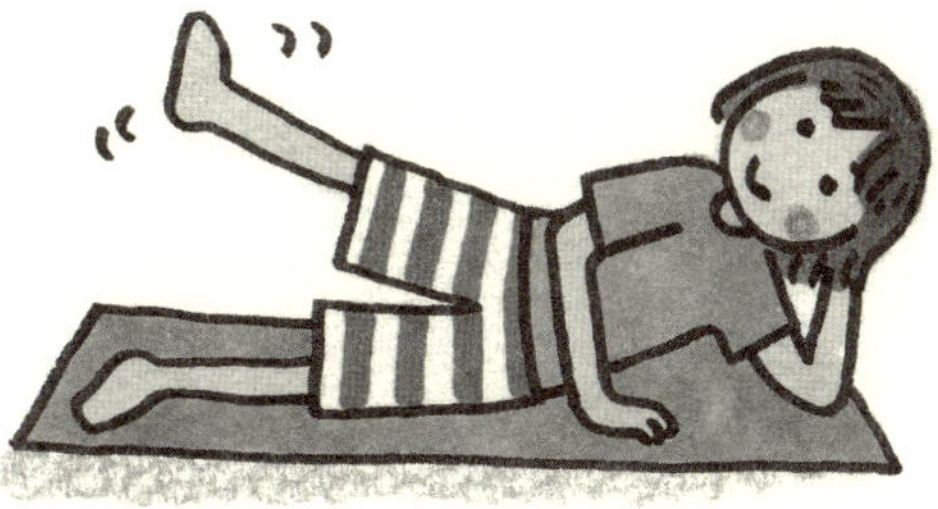

ゆーるゆると動きましょう

インナーマッスルが鍛えられる

ゆるゆるを辞書で引くと、「いそがないさま」「くつろいださま」「のびのび。らくらく」「柔らかになるさま」などと説明されています。

ここで紹介する「ゆる体操」は、こうした言葉をそのまま表したような体操です。リラックスしながら、からだを意識的にゆるめていきます。「ゆる体操」の「ゆる」は、「ゆする」「ゆれる」「ゆるむ」という意味です。

では、ゆる体操にはどんな効果があるのでしょうか。

まず、心身の緊張が解きほぐされ、全身を動かすから血行がよくなり、冷たいからだがあたたかくなります。そして、からだの内部にある筋肉（インナーマッスルという）、とくに大腰筋《だいようきん》と腸骨筋《ちょうこつきん》が鍛えられます。大腰筋は腰椎《ようつい》と大腿《だいたい》（太もも）の骨をつなぐ筋肉、腸骨筋は骨盤後壁の上部と大腿の骨をつなぐ筋肉です。この2つは合わせて腸腰筋《ちょうようきん》と呼ばれ、ここが鍛えられると姿勢がよくなり、歩き方もきれいになります。とくに女性の場合は、腰痛、尿漏れ、頻尿などの予防にもつながります。

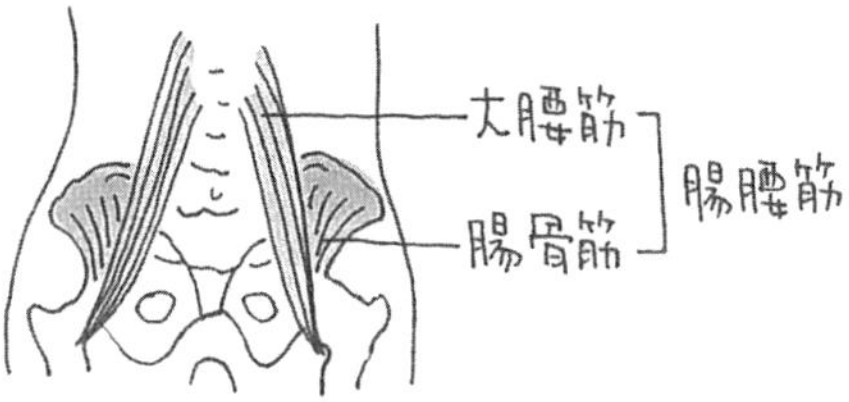

ただし、このようなインナーマッスルは年齢とともに衰えがちです。また、からだの内部にあるため、ウエートトレーニングで鍛えるのは、容易ではありません。

ゆる体操は、からだをゆるめて解きほぐすので、表面の筋肉に力を入れずに、インナーマッスルを効率よく刺激できます。からだの筋肉が増えれば、それだけエネルギーの燃焼効率がアップし、冷え性の改善にもつながるわけです。

つぶやく、さする

ゆる体操は、忙しかったり、疲れすぎていて運動をする気にならないという方にも、とってもおすすめできます。疲れているときは疲れているなりに、ちょっとの時間だけやればいいからです。テレビを見ながら、横になって、ぶらぶらゆするだけでも、かまいません。

そして、ゆる体操には面白い特徴が2つあります。

ひとつは、体操しながら、「気持ちよ～く、気持ちよ～く」とつぶやくのです。初めはとまどいもありますが、口に出してみると、なんともユーモラスな感じ。自然と口元が微笑んできて、愉快な気分になっていきます。みけんにシワをよせて体操するよりも、はるかに気持ちがゆったりするはず。また、声を出すということは息を吐くことでもあり、力が抜けて筋肉や内臓がゆるみやすくなるのです。

もうひとつは、からだをよく「さする」こと。全身の力を抜いて、ゆれたり動いたりしながら、ゆるめたい部分を「気持ちよ〜く」と言って、ゆったりとさすりましょう。両手をこすり合わせるだけでも、あたたかくなっていきます。さすったりこすったりだけで？と思われるでしょうが、侮るなかれ。さすると血行がよくなり、肌がつるつるになっていきます。この効果は、実際にやってみないとわかりません。

それでは、ゆる体操のやり方をご紹介しましょう。体操の指導は、東京ゆる倶楽部のNidoさんにお願いしました。

ゆる体操のコツ

①ソフトに、デリケートに

力を入れたり緊張して行うと逆効果。首や頭を激しくゆすったりせず、ソフトにデリケートに。

②動きやすい服装で

きつい服や、からだにぴったりしすぎている服は、避ける。

③無理しない

腰痛があったり、からだのどこかが痛い人は、痛みを感じない範囲内で行う。こんな動きで効果があるの？と思う程度で大丈夫。

④がんばりすぎない

ひとつの体操の目安は10秒〜3分。余裕があるときは、時間を延ばしたり、いくつかの体操を組み合わせてもいい。がんばりすぎると長続きしない。気持ちよかったと感じられるぐらいで終わりが、ちょうどいい。

⑤声を出して気持ちよさを実感しながら、楽しんで

「こんなこと口に出すのはおかしいな」と思ったり、恥ずかしさを感じたら、笑いながら行うと効果倍増。

⑥ゆるめやすいところから始める

からだの中心をいきなりゆるめようとしても、なかなかむずかしい。初めは手首や足などゆるめやすいところから。両手を気持ちよ〜くこすり合わせ、あたたまってきたなと感じたら、ひじや手首の力を抜いてプラプラゆらしてみる。

Nido さん

運動科学総合研究所主席指導員。ゆる体操を老若男女問わず幅広く指導している。共著に『「ゆる体操」で気持ちよーくキレイになる——大和撫子のからだづくり』（講談社、2005年）がある。ゆる体操教室についてのお問い合わせは運動科学総合研究所コールセンターまで〒113-0033 東京都文京区本郷3-42-5 ボア本郷3F 電話 03-3817-0390（受付10時〜18時、木曜・日曜定休）

肩こりギュードサー体操

肩や首まわりの筋肉をほぐします。

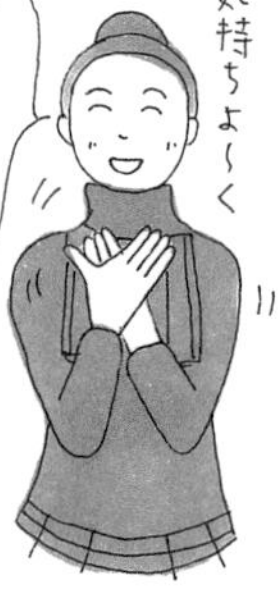

気持ちよ～く
両手をこすり合わせます

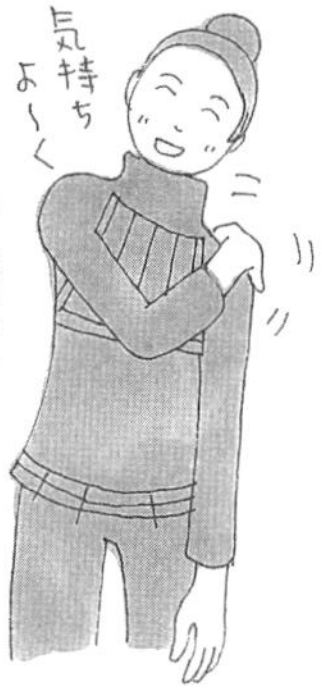

気持ちよ～く

僧帽筋（肩から首の後ろにある筋肉）をさすります。

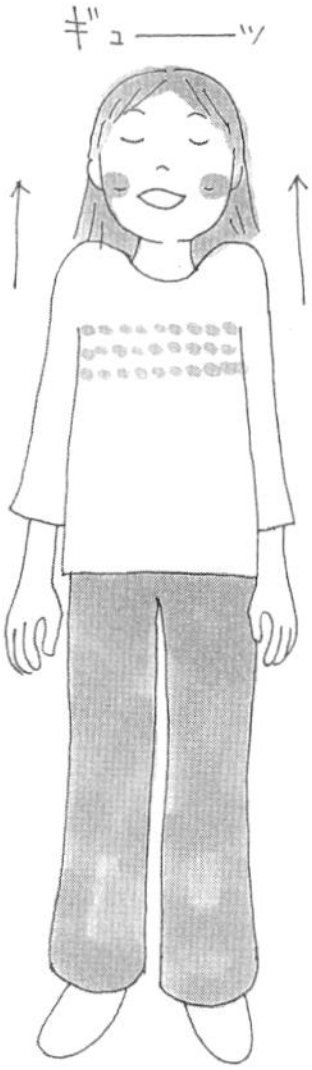

① ギューーッと言いながら肩を引き上げ、すくめて

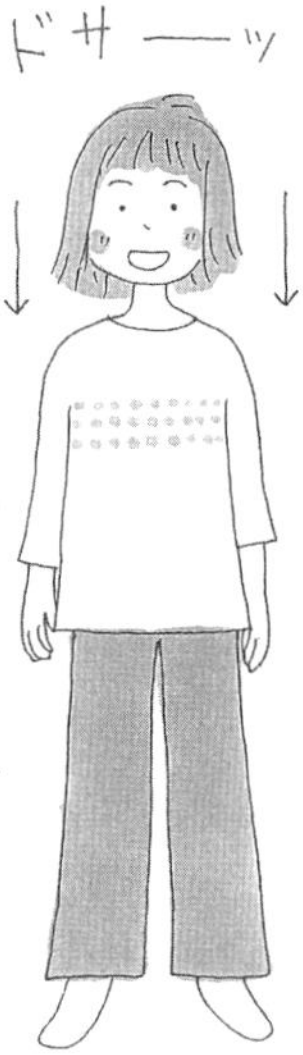

ドサーーッ

② ドサーッと言いながら両肩を落とす。

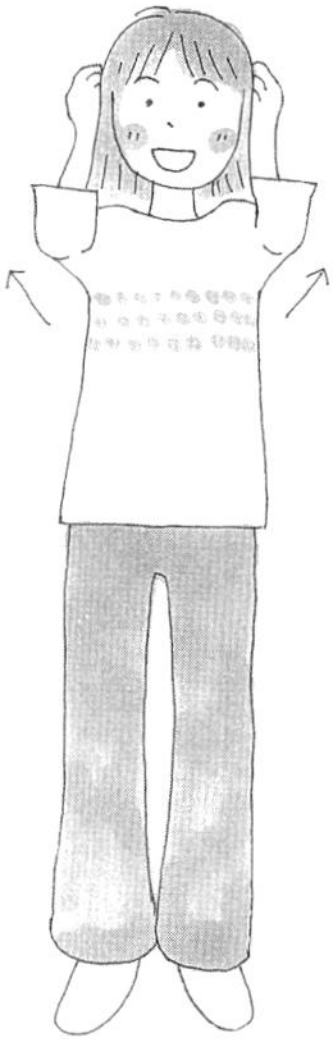

③ 両ひじを上げて、腕を肩の高さに巻き上げ、胸いっぱい息を吸う。

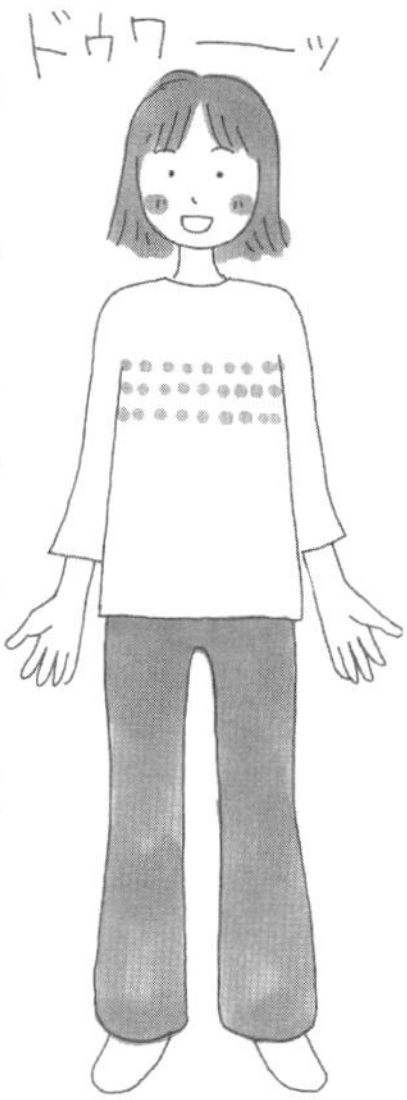

④ ドゥワーッと言いながら息を吐いて腕を落とす。

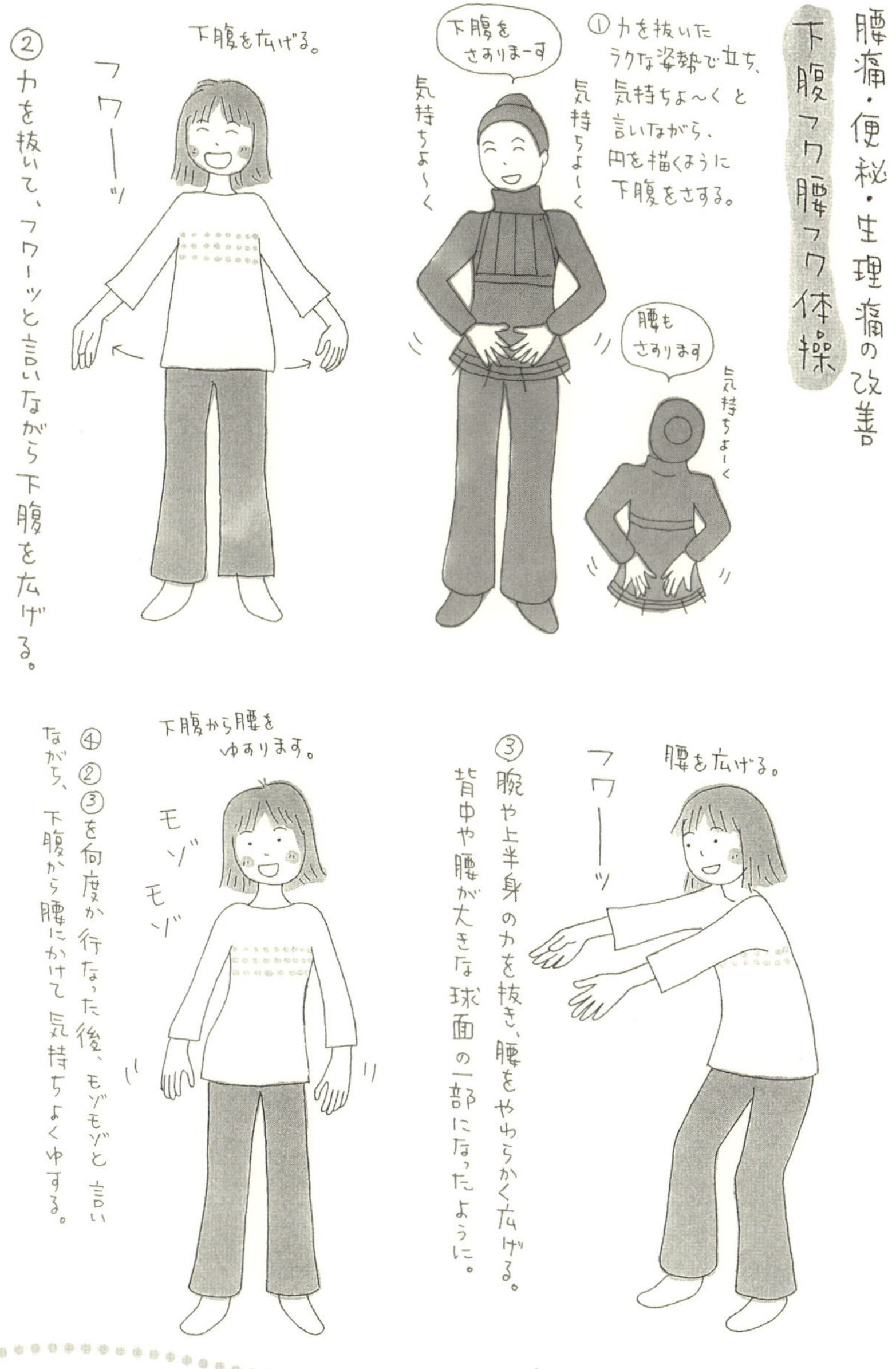
腰痛・便秘・生理痛の改善
下腹フワ腰フワ体操
①力を抜いたラクな姿勢で立ち、気持ちよ〜くと言いながら、円を描くように下腹をさする。
下腹をさすりまーす
気持ちよ〜く
気持ちよ〜く
腰もさすります
気持ちよ〜く
②力を抜いて、フワーッと言いながら下腹を広げる。
下腹を広げる。
フワーッ
③腕や上半身の力を抜き、腰をやわらかく広げる。背中や腰が大きな球面の一部になったように。
腰を広げる。
フワーッ
④②③を何度か行なった後、モゾモゾと言いながら、下腹から腰にかけて気持ちよくゆする。
下腹から腰をゆすります。
モゾモゾ

胸フワ背フワ体操

胸から背中の筋肉をゆるめます。
呼吸が深くなり、血行がよくなります。

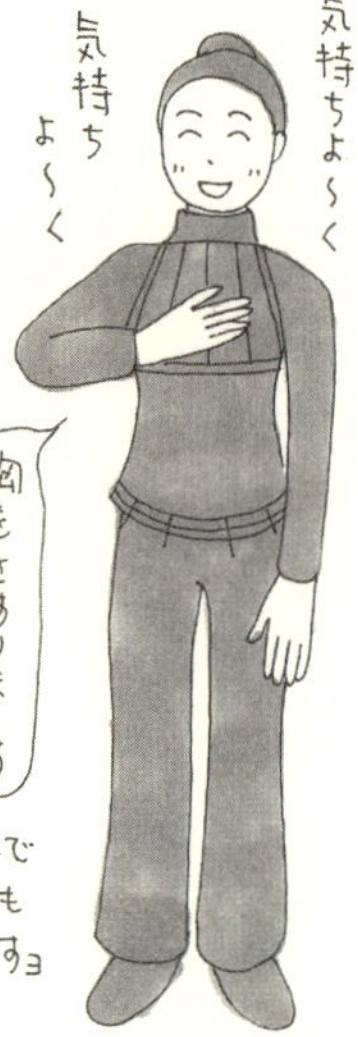

① 胸をさすりま〜す

※両手でさすってもいいですヨ

胸を大きく広げる。

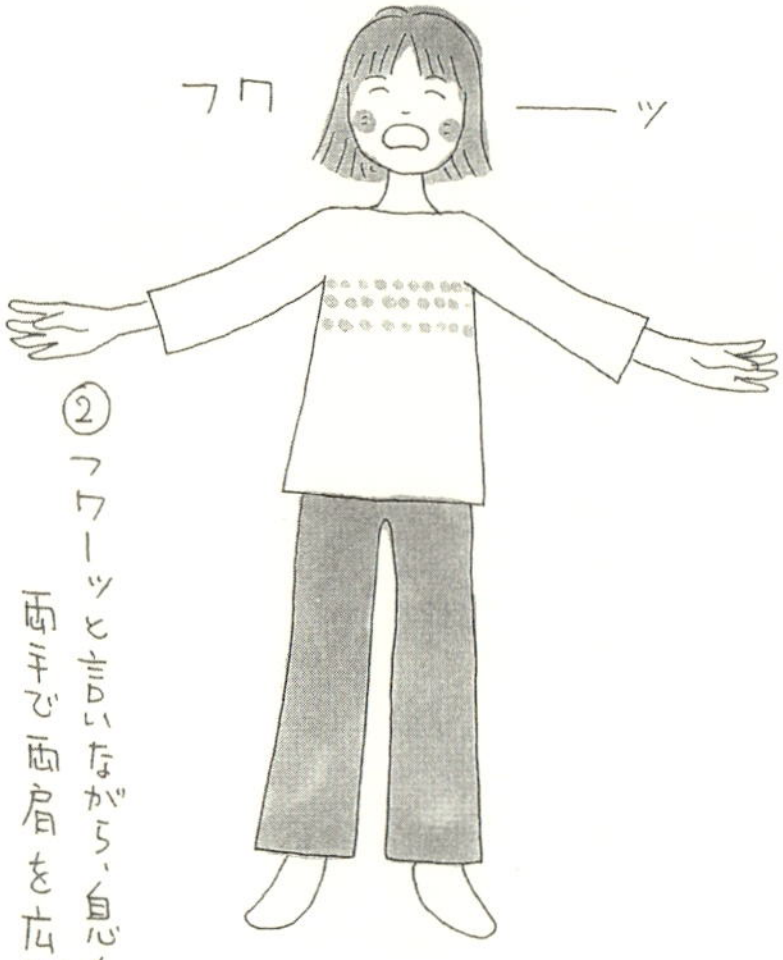

② フワーッと言いながら、息を吐き、両手で両肩を広げる。

背中を大きく広げる。

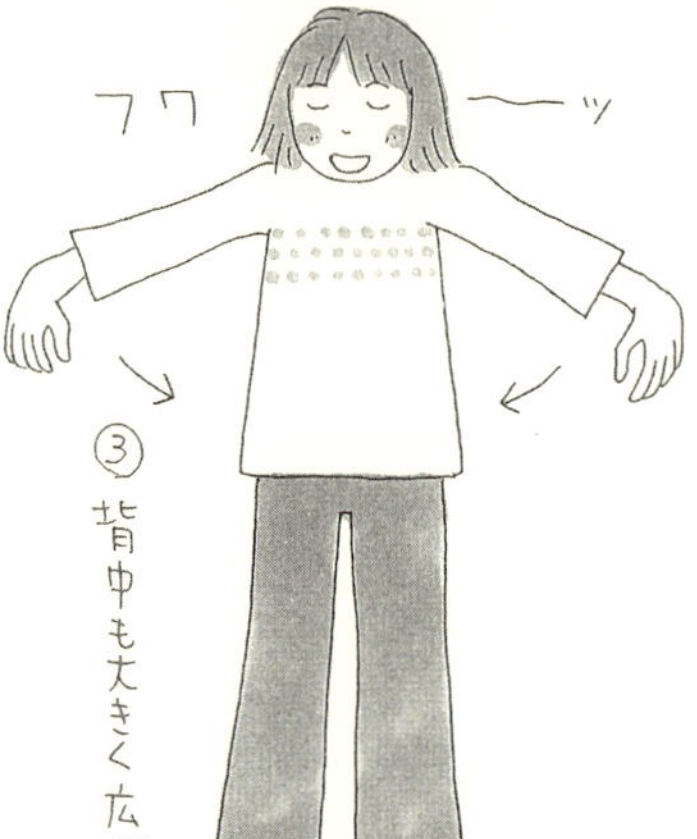

③ 背中も大きく広げる。

胸から背中をゆする。

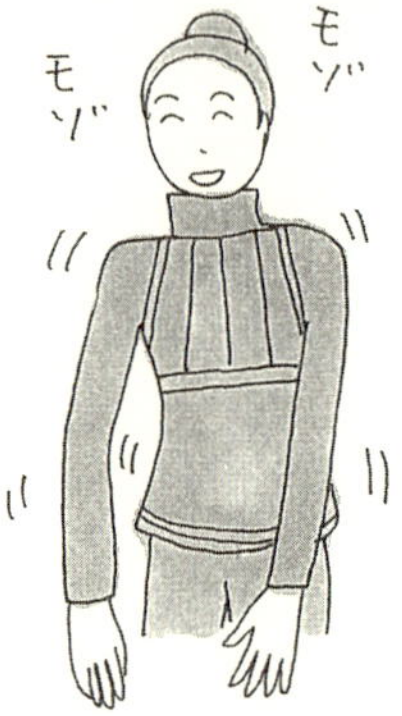

④ ②③を何度か行なった後、モゾモゾと言いながら、胸から背中のあたりを動かす。

腕から腰、胸にかけてのこりをほぐし、脇をゆるめます。
血液やリンパの流れを良くします。

脇フワモゾモゾ体操

① 脇から肋骨をさすりまーす

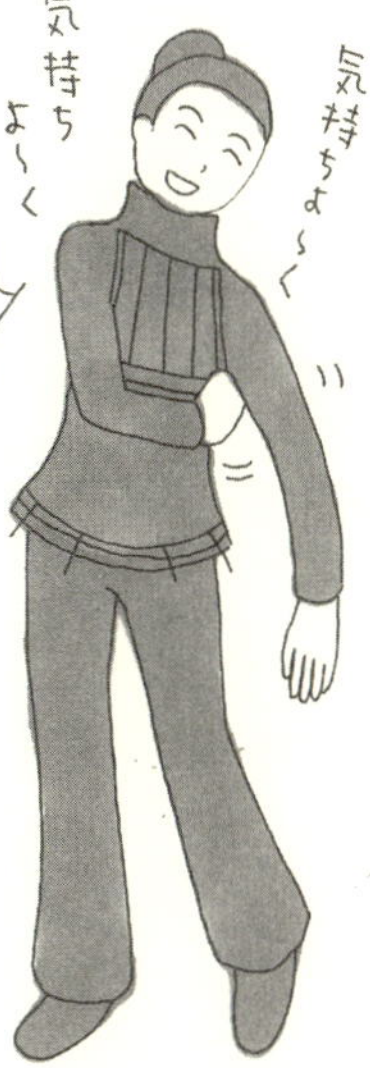
気持ちよ〜く
気持ちよ〜く

② ひじの力を抜いて軽く曲げ
フワーッと声に出しながら、肩から上腕を
引き上げて、脇の内側から大きく広げる。

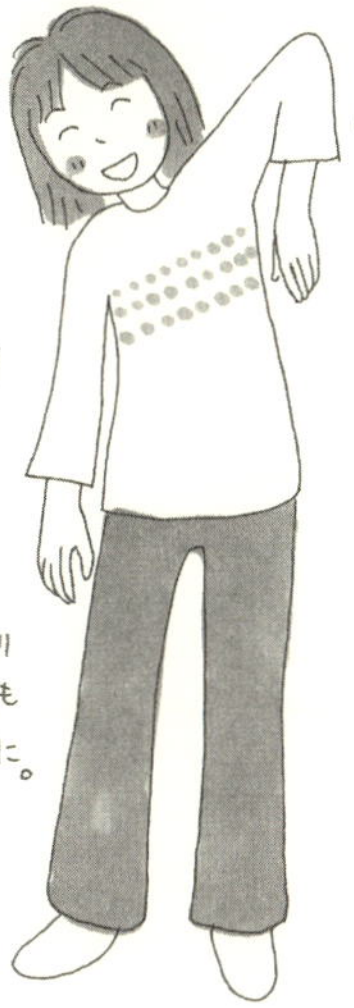
フワーッ

反対側の脇も同じように。

③ モゾモゾと言いながら、両脇をほぐすように左右に動かす。

モゾ
モゾ

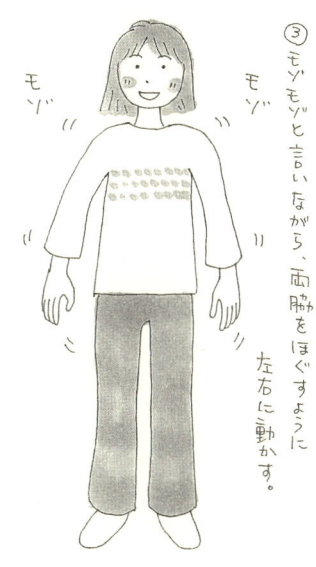

すねプラプラ体操

足の疲れやむくみをとります。

あお向けになって両ひざを立ててから
左ひざの少し太ももよりに右足をかける。
プラプラと言いながら、上下にゆする。

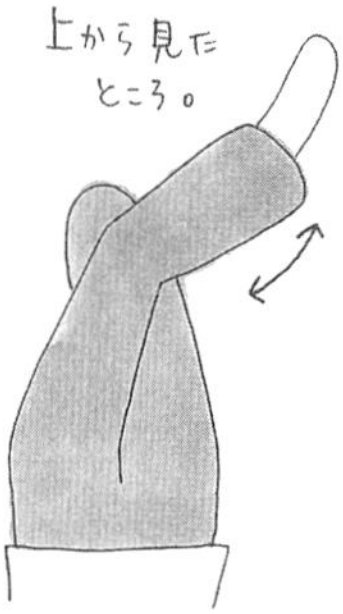
上から見たところ。

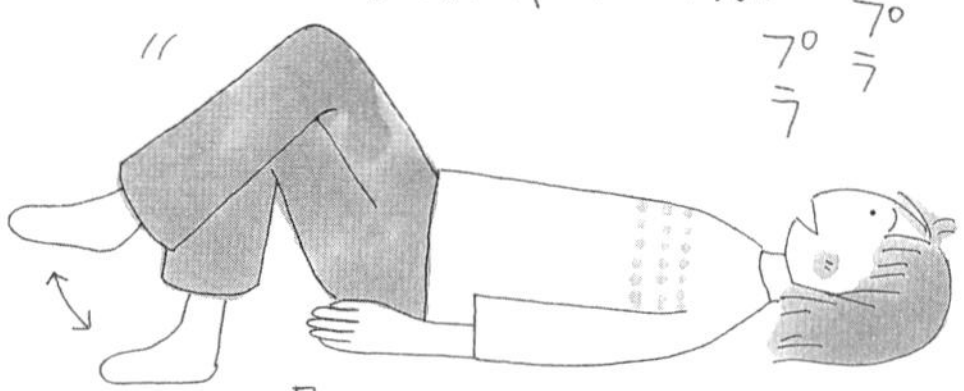

足を組み換えて、両足やる。20～30秒ずつ。

腰モゾモゾ体操

下半身・腰・股関節の緊張をほぐします。

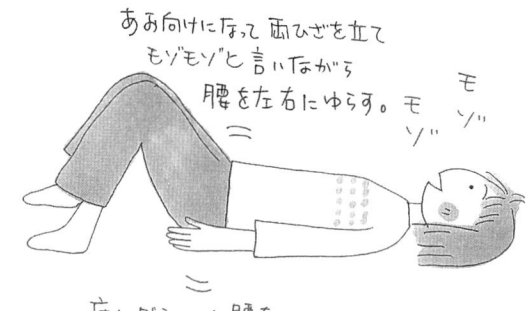

あお向けになって両ひざを立て
モゾモゾと言いながら
腰を左右にゆらす。

床にダラーッと腰をすりつけながら。
腰を浮かさないように。

ひざコゾコゾ体操

血液循環や新陳代謝を促進し
からだがポカポカしてきます。

あお向けになって左ひざを立てたら
右足のふくらはぎをのせる。
痛きもちいい場所で
コゾコゾと
言いながら
こすりつけるように
動かす。

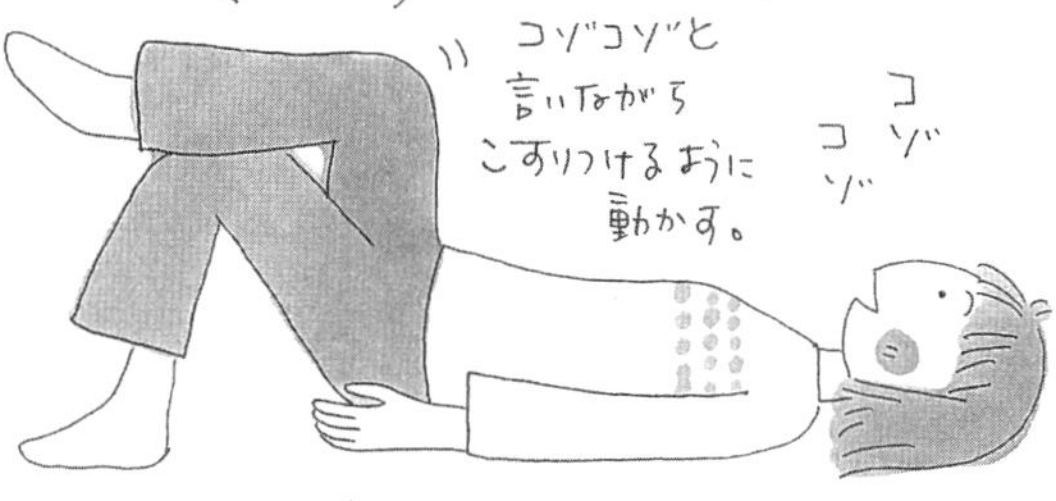

吸ってー吐いてーの呼吸法

呼吸法で冷え性が改善された

人間がこの世に生まれて、最初にすることはなんでしょう？

「生まれ落ちて産声をあげるその前に、すーっと息を吸ってから「オギャー」。死ぬときは、ふーっと息を吐き、そして心臓が止まります。つまり、人間は吸って生まれ、吐いて死ぬ。息を吸ったり吐いたりしているあいだは、生きているときなのです」

こう話すのは、「アートオブリビング」という国際的なＮＧＯでヨガと呼吸法の指導をしている太田加世《おおたかよ》さんです。

「ヨガの世界では、からだだけではなく、心も見ます。からだと気持ちは密接にかかわっているという考えからです。生命の原動力ともなる活力の源「気」を形づくっているのは、食べもの、睡眠、知恵、そして空気。このうちどれかが欠けても大きく影響しますが、空気だけは我慢できない。酸素が2分なければ、生きていられないでしょう？　それほど呼吸は大切な存在なのです。呼吸は「人生」と言っても過言ではありません。ところが、当然すぎて、みんな意識していない。この大事な呼吸をもう少し気にしてほしいなあと思います」

太田さん自身かつてはかなりの冷え性で、冬は靴下の重ねばきは当たり前。それでも寒くて、シモヤケになっていました。ところが、2002年の冬、アートオブリビングで6日間の呼吸法講習会を受けたところ、2日目にからだじゅうがかゆくなり、3日目にはシモヤケが治ったそうです。かゆくなったのは血流がよくなったからではないか、と太田さんは思いました。その後、冷え性が改善されるとともに、心の変化も大きかったと言います。

「怒りっぽかった感情が穏やかになっていきました。イラついても、すぐふつうに戻れるようになったんです」

こうした体験をとおして太田さんは、呼吸でからだや心が変えられると実感するようになりました。

「ドキドキしたり緊張していると、呼吸が浅くて速い。逆に、気持ちがゆったりしているときは、自然と深くて長い呼吸になります。呼吸は感情と密接につながっているんです。この呼吸を利用して、リラックスしたり、からだをあたためたりできます」

腹式呼吸でからだをあたためる

とくに大事なのは吐く息。息を深く吐くと、副交感神経(リラックスさせて血管を広げ、血流をよくしてからだをあたためる)がよくはたらき、感情を落ち着かせる効果があるからです。血管も太くなるので、血の流れがからだの隅まで行き渡ります。深く吐くためには、深く吸わなければなりません。深く吸ったり吐いたりすることで、からだがリラックスし、あたたかくなっていきます。

　ここで紹介する呼吸法は、いずれも鼻で吸って鼻から出し、肺を活用する腹式呼吸です。「カパルパティ」という呼吸法では、息を鼻からテンポよく「しゅっしゅっ」と吐き出します。このとき同時にお腹をへこませ、腹筋を意識してください。そのほかの呼吸法も、常に腹筋を使って行いましょう。

　腹式呼吸は、肺の下にある横隔膜を下げ、肺の容量を増やすので、たくさん空気を吸い込めます。横隔膜が下がると胃が前に押し出され、お腹がふくらむので、吸い込んだ息をお腹からゆっくり、最後まで吐き出しましょう。ゆっくりとお腹をふくらませたりへこませることで腹筋が鍛えられ、横隔膜が上げ下げされるので胃腸や肝臓のはたらきが活発になります。その結果、血のめぐりがよくなり、からだがあたたまっていくのです。

アートオブリビング
〈バンガロール本部〉
Art of Living International Center
Ved Vignan Maha Vidya Peeth
21st km, Kanakapura Road,
Udayapura Bangalore,
Kamatakan 560 082, India
〈日本支部連絡先〉
電話 03-3924-4553
Email: info@artoflivingjapan.org

太田加世
自然な素材を利用した建築を手がける「光風林」（東京都国立市）の仕事の傍ら、インド南部カルナータカ州のバンガロールに拠点をもつ「アートオブリビング」（シュリ・シュリ・ラビ・シャンカール氏が創設）の呼吸法講師も務める。

呼吸法①

基本姿勢

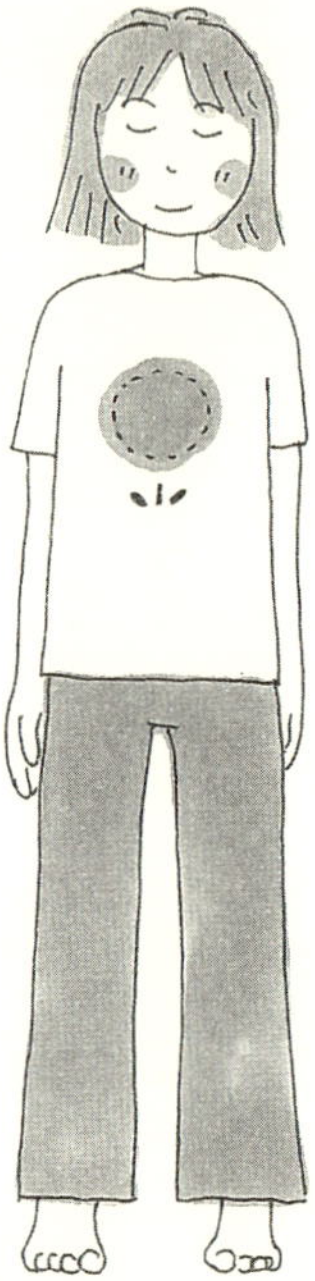

肩幅くらいに足を開いてラクに立つ。

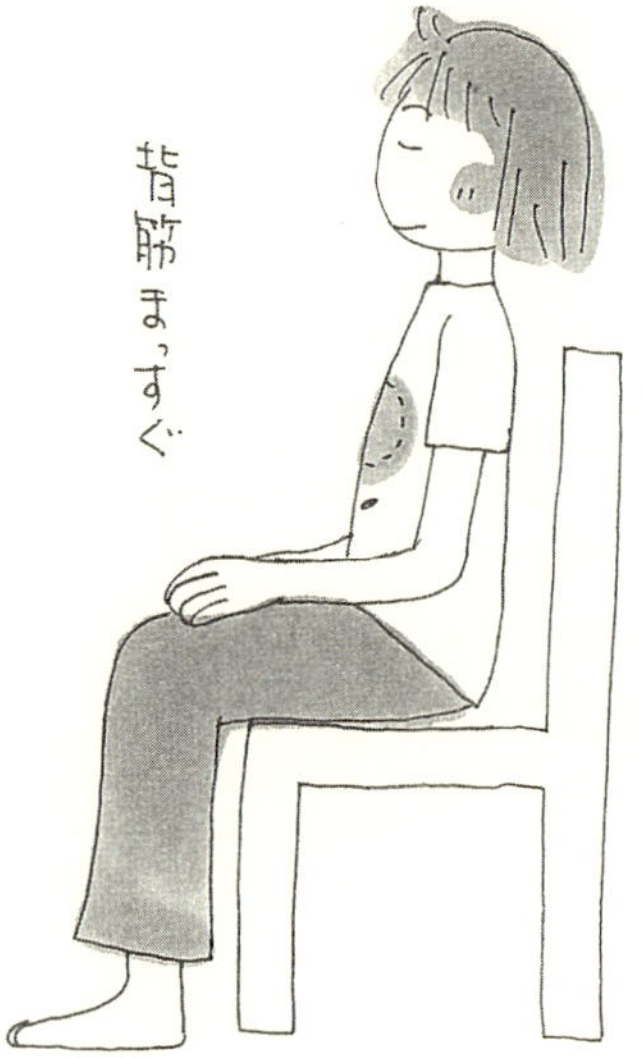

背筋まっすぐ

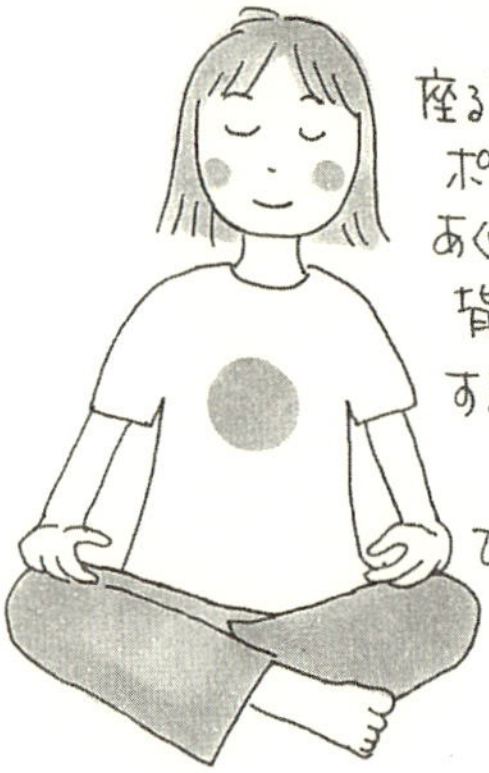

座る姿勢は
ポーズによって
あぐらか正座で。
背筋をまっすぐに
するように気をつける。
手は軽く
ひざの上に。

呼吸法②
ナディショダナ

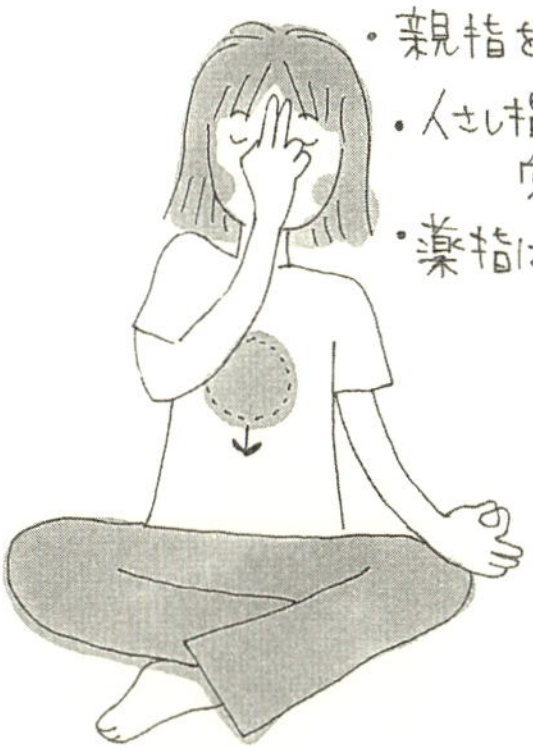
・親指を右の小鼻に。
・人さし指と中指は額に。
・薬指は左の小鼻に。

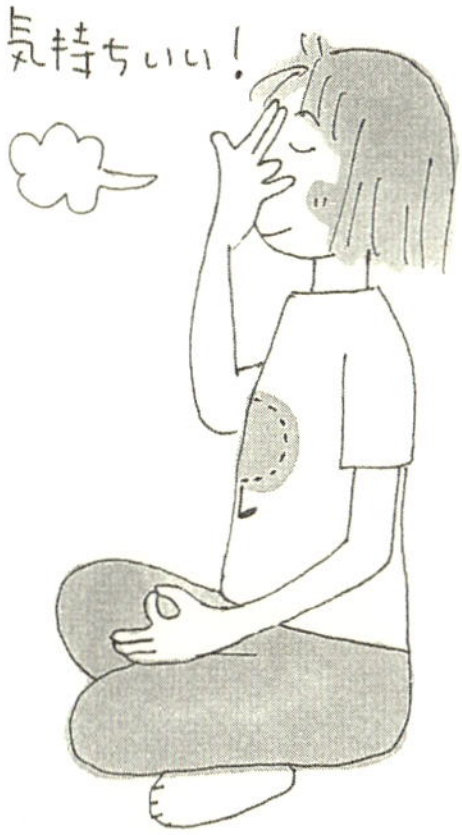
いつやっても気持ちいい！

①親指を右の小鼻から離し、ゆっくりと右の鼻の穴から息を吸う。

②吸いきったら、また親指を右の小鼻に戻し、今度は薬指を左の小鼻から離し、ゆっくりと左の鼻の穴から息を吐き出す。

③吐ききったら、そのまま左の鼻の穴から息を吸う。

④薬指を左の小鼻に戻し、親指を右の小鼻から離して、ゆっくり息を吸う。

このセットを10回ほど繰り返します。
できるだけ長い息で。
吸う長さと吐き出す長さは同じにする。

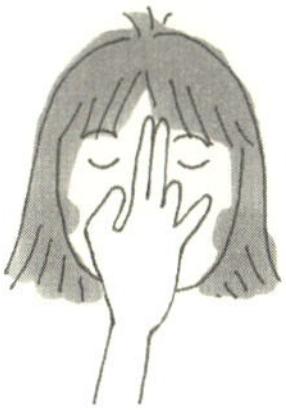
親指と薬指で
左右の小鼻を
押さえたり
離したり。

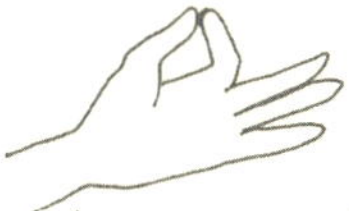
反対側の手はこう。
親指と人さし指をつけて、ラク〜に。

呼吸法③ アグニーサラ

手は軽く ひざの上。

まず一回
大きく
吸って
吐く。

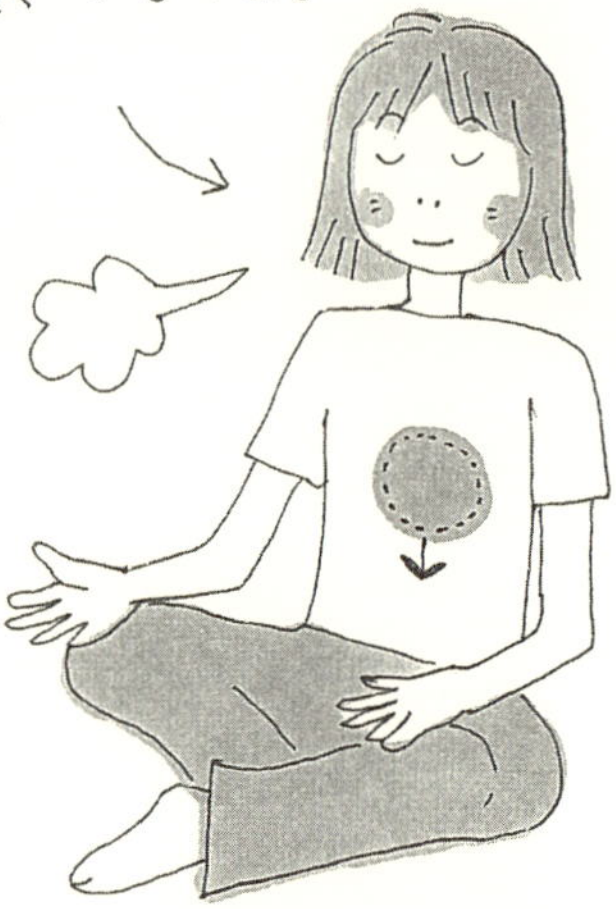

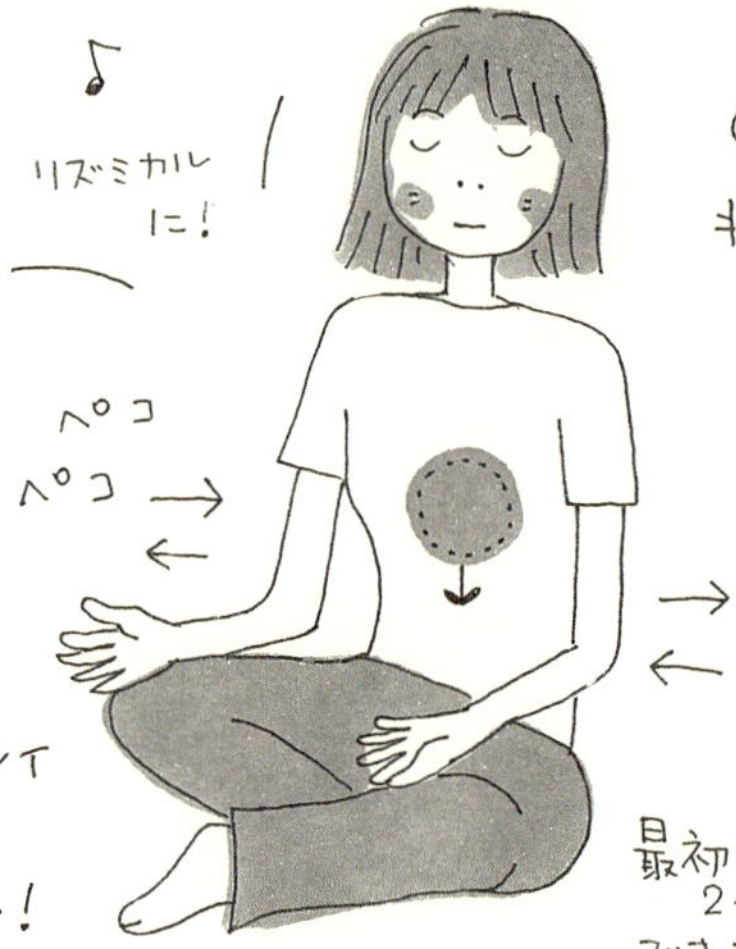

②吐ききったままの
状態で 息を止め
腹筋を使って
お腹をペコペコ
凹凸させる。

最後にゆっくり
息を吸って吐いて
終わる。

最初は
ちょっとムズカシイ
がんばって!
腹筋くるヨー!

最初は
2〜3回しかペコペコ
できませんが、続けていくと、
20回ぐらいできるようになるヨ。
1日、20〜30回。これを3セット。

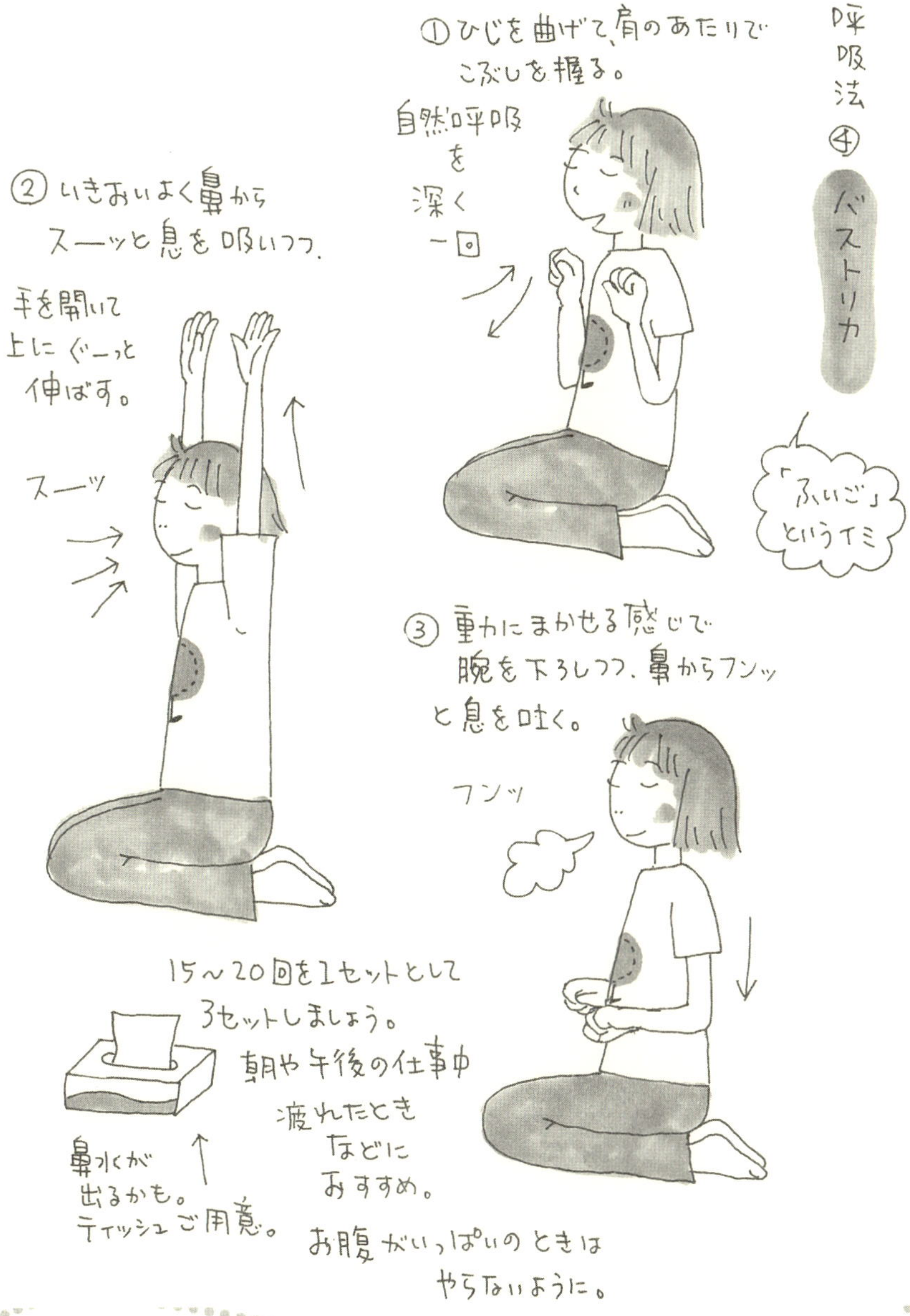
呼吸法④
バストリカ
「ふいご」というイミ
①ひじを曲げて、肩のあたりでこぶしを握る。
自然呼吸を深く一回
②いきおいよく鼻からスーッと息を吸いつつ、
手を開いて上にぐーっと伸ばす。
スーッ
③重力にまかせる感じで腕を下ろしつつ、鼻からフンッと息を吐く。
フンッ
15～20回を1セットとして3セットしましょう。
朝や午後の仕事中疲れたときなどにおすすめ。
鼻水が出るかも。ティッシュご用意。
お腹がいっぱいのときはやらないように。

呼吸法⑤
カパルパティ

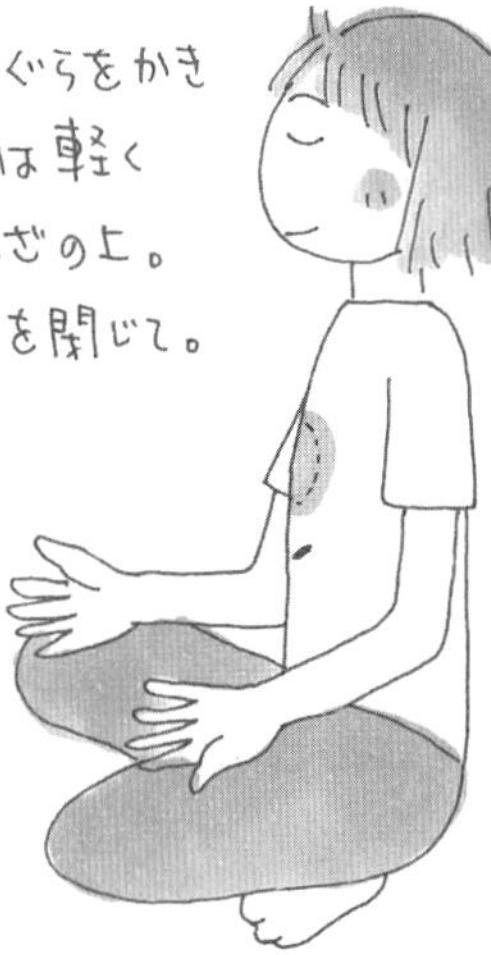

① あぐらをかき
手は軽く
ひざの上。
目を閉じて。

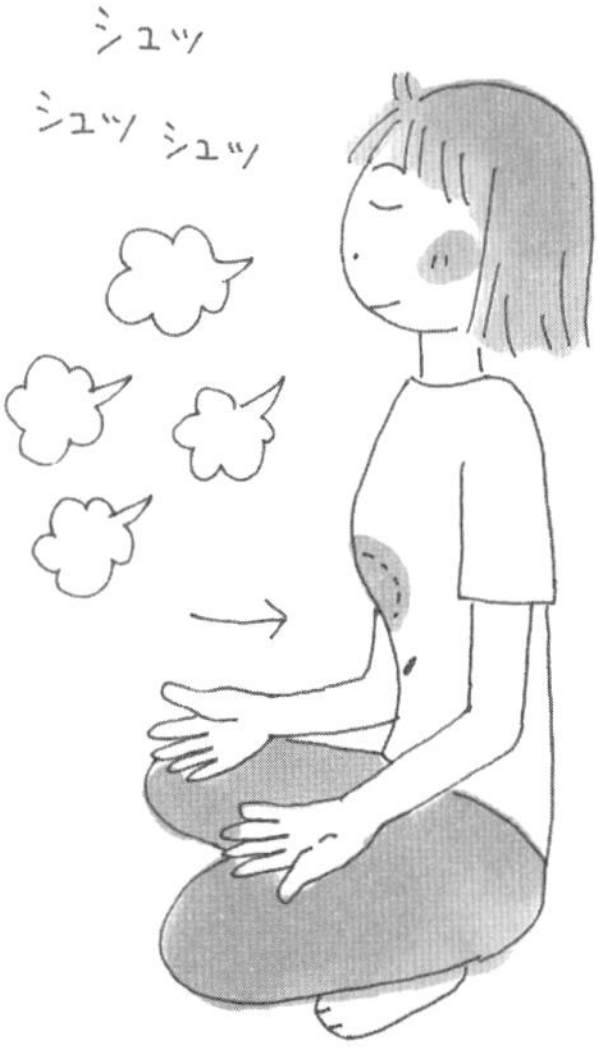

② 鼻からテンポよく息を吐き出し
お腹をそのつどへこませる。

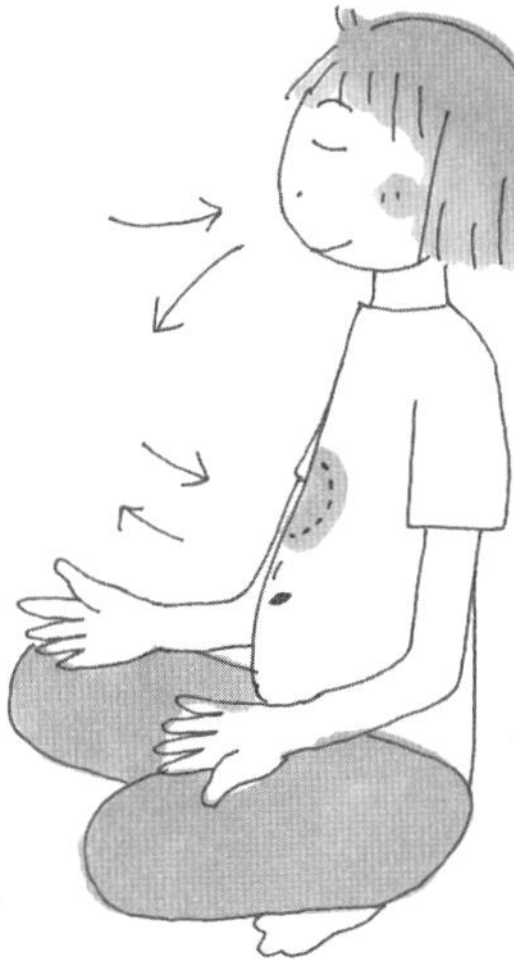

吸うときは
お腹が
ふくらむ

③ テンポにまかせて
凹凸の鼻呼吸
を繰り返します。
腹筋を意識しましょう！

1日 1セット20回〜30回
3セットをめざしましょう！

呼吸法⑥ ヨギックブレス

寝る姿勢は あお向けで、手はお腹に。

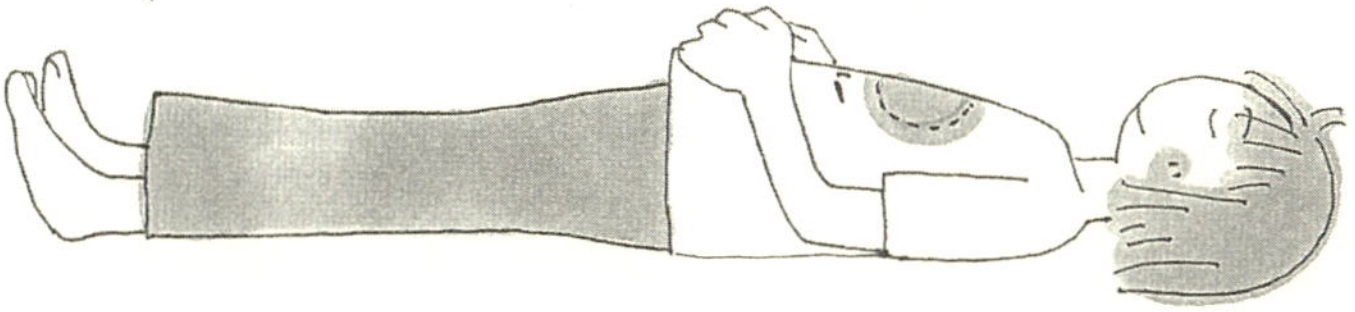

あお向けになり、手はおへその上で軽く組む。
目を閉じ、ゆっくり鼻から息を吸うと、お腹がふくらみ
組んだ指が少しゆるむ。

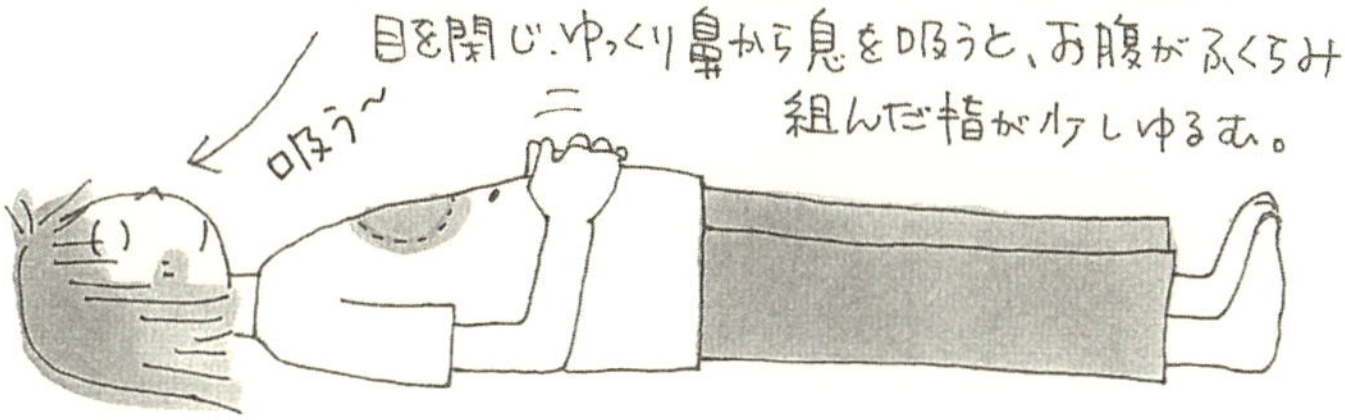

ゆっくり鼻から吐き出すと、お腹がへこんでいき
組んだ指が元に戻る感じ。

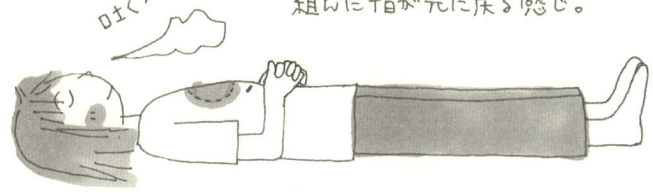

気持ちよい程度に
15回くらいやる。

汗をかこう!

汗と冷え性には関係がある

突然ですが、あなたは汗をよくかくほうですか？　わたしは、最近あまりかかないような気がします。夏の暑いときはかきますけど、しょっちゅうはかいていないような。汗っかきとか汗臭いなど、汗はあまりいいイメージでは語られません。でも、汗って実は、人間にとって非常に大切なのです。

人間の通常の体温は、だいたい36・5℃前後。これは、体内のいわばコンピュータである脳がはたらきやすい温度といわれています。内臓はもう少し高めが好みなのですが、脳を優先したわけです。脳は高温にとても弱いので、高温にならないように、汗によって体内の温度を調整しています。

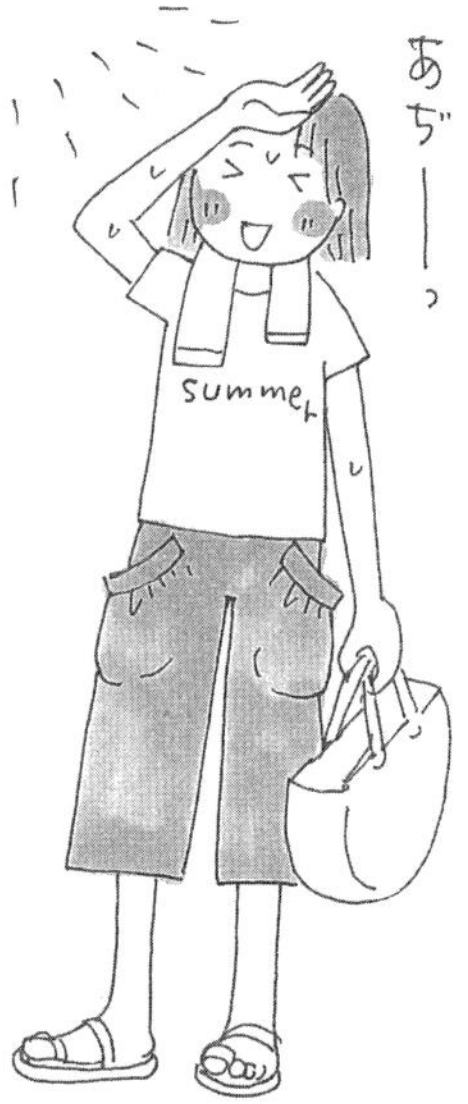

汗は皮膚の下にある汗腺《かんせん》でつくられ、空気中に蒸発する際に皮膚の表面の熱を奪います。これは植物の葉が水分を蒸発させる作用と同じで、緑のカーテンが涼しいのも同様な原理です。もし人間が汗をかかなければ、熱

は体内にこもってしまい、脳も高温にさらされ、熱中症のような症状になる危険があります。この熱中症、最近増えているようです。汗の研究を専門にしている五味常明《ごみつねあき》先生は、その原因のひとつは人間が汗をかきにくくなったからではないかと考えています。五味先生にお話をうかがいました。

「暑い夏も寒い冬もいつも冷暖房がついていて、自分で体温の調整をすることが阻まれています。からだを動かす機会も少なくなりました。からだの器官のなかで、汗腺は比較的新しく発達してきた場所で、未完の器官ともいわれています。ですから、使わないでいると退化するのも早く、機能が低下しやすいのです」

使わないから、だんだん汗をかかなくなる。でも、汗をかけないと、脳が高温になる危険があるのでは？

「そのとおりです。脳を守るために、からだは熱の生産を下げるようになります。新しい酸素を入れてエネルギーをつくり、老廃物を出すという新陳代謝によって体内に熱が生まれますが、脳のために代謝を下げて、熱を出さないように調整するんです。そういうからだは新陳代謝を抑えてしまうので血流が滞り、老廃物も出にくくなる。熱が生産されないので、低体温になりがち。それで、汗をかかない人は冷えるのです」

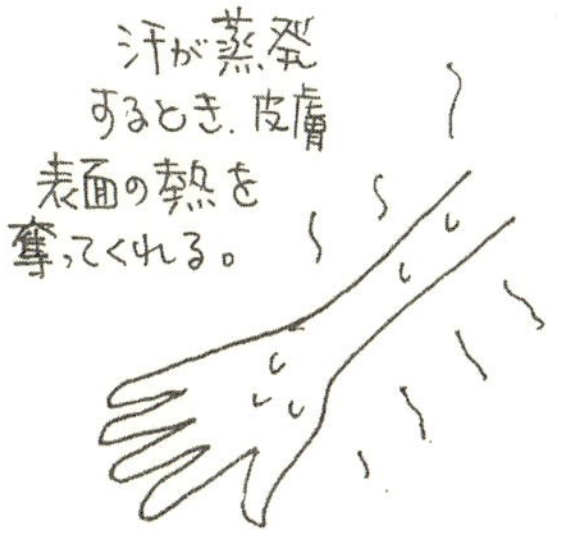
汗が蒸発
するとき、皮膚
表面の熱を
奪ってくれる。

いい汗をかくためには冷暖房に頼りすぎない

一口に「汗をかこう」といっても、とにかく汗をかけばいいというものではありません。かく汗の質が重要です。

ダラダラと流れるような汗では役に立ちません。こうした汗は濃度が濃く、大粒で、ベタベタしているため、蒸発しにくいのです。これでは熱がうまく放出されず、からだの表面に残りがちになります。

サラサラして、粒のような汗を全身にかけるのが、いい汗のかき方です。質のよい、いい汗をかくためには、人工的な冷暖房に頼りすぎてはいけません。

過ごしやすい春と秋、過酷な暑い夏、寒い冬、おまけにじめじめした梅雨。季節の変化が激しい日本では、汗腺は夏いっぱいはたらいて、冬はお休み。春から梅雨にかけて徐々に暑さに対応していく訓練を積んできました。

ところが、いまの多くの日本人は冷暖房に頼り、1年中一定に近い温度で過ごしがちです。これでは汗腺の活躍する出番がありません。暑いときは暑さを、寒いときは寒さを感じるセンサーを鍛えましょう。ただでさえ、内臓は脳のために低温に耐えています。そのうえ、冷房によって冷やされてはたまりません。汗腺は使わないと退化していくので、赤ちゃんのころから冷房に慣れてしまうと、汗をかけなくなります。

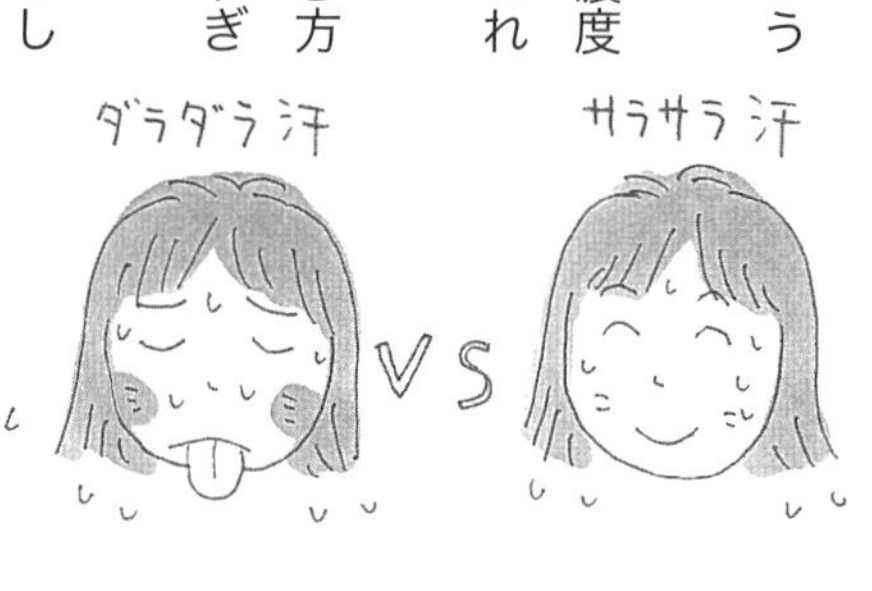

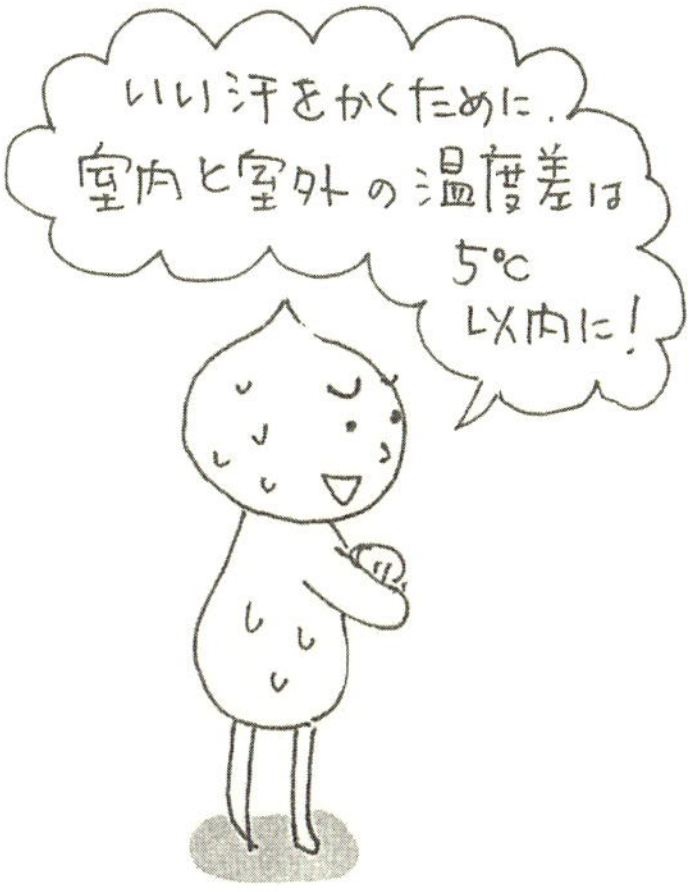
いい汗をかくために、
室内と室外の温度差は
5℃
以内に！

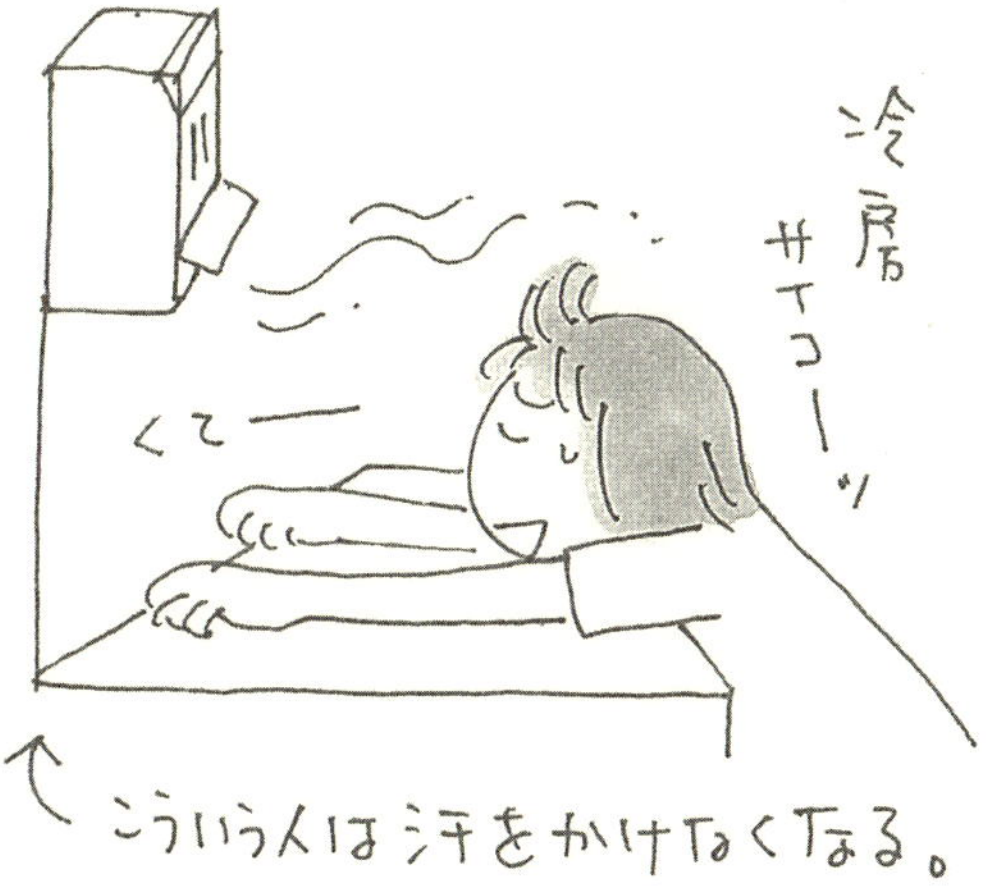
冷房
サイコーッ
くてー
こういう人は汗をかけなくなる。

もちろん、真夏の暑い日に、何がなんでもクーラーを使うなというわけではありません。でも、外気温との差をせめて5℃以内に抑えるように心がけましょう。

なお、「汗をかきたくない」と水分の摂取を無理に抑える人がときどきいますが、これは要注意です。からだは体温調節のために汗をかいているので、汗をかく必要がない場合、余分な水分は尿で出ていきます。だから、水分はしっかり補給しましょう。とくに夏は、水分を控えると脱水症状や熱中症にかかりやすいので、気をつけてください。

夏のクーラー対策と衣類の工夫

クーラーにあたりたくないと思っても、外出先や電車内ではどうしても避けられません。そんなときは、どうしたらいいのでしょう。

暑いところからいきなり冷えた室内に入ると、汗腺が混乱して、必要以上の汗をかく場合もあります。また、短時間で大きく温度が変化すると、汗腺は疲れてしまいます。少し温度の低い日陰や玄関などで汗腺を慣らしてから、クーラーの効いた部屋に入るように工夫しましょう。涼しい部屋に入ったら、すぐに上着を羽織ったり、あたたかい飲みものを摂るのも、いいと思います。

外出のときも同様です。いきなりクーラーの効いた部屋から暑い外へ出るのではなく、いったん日陰で外気温に慣れてください。

汗は蒸発によって体温を調節します。せっかくかいた汗を衣類でふさいでは、意味がありません。からだにぴったりした衣類ではなく、ゆったりしたものを選びましょう。そして、通気性がよく、素早く乾く素材がおすすめです。綿は通気性と吸収性はいいのですが速乾性に欠け、化学繊維は乾きやすいけれど汗の吸収がよくありません。そこで、綿の下着の上に化学繊維の衣服を着るのもいいですね。最近は、通気と吸収性にすぐれた機能性下着も販売されています(138ページ参照)。

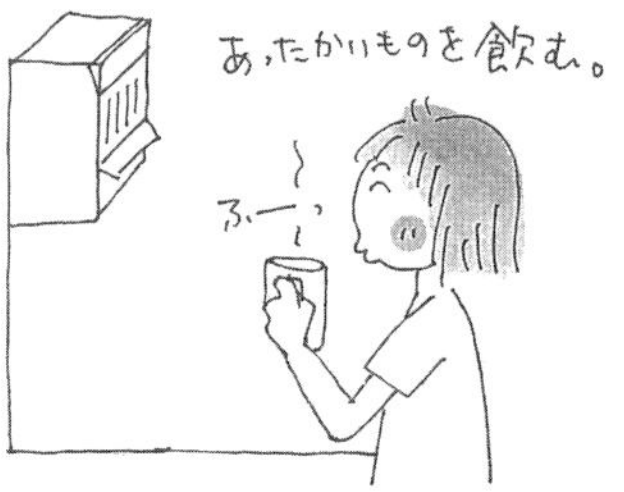

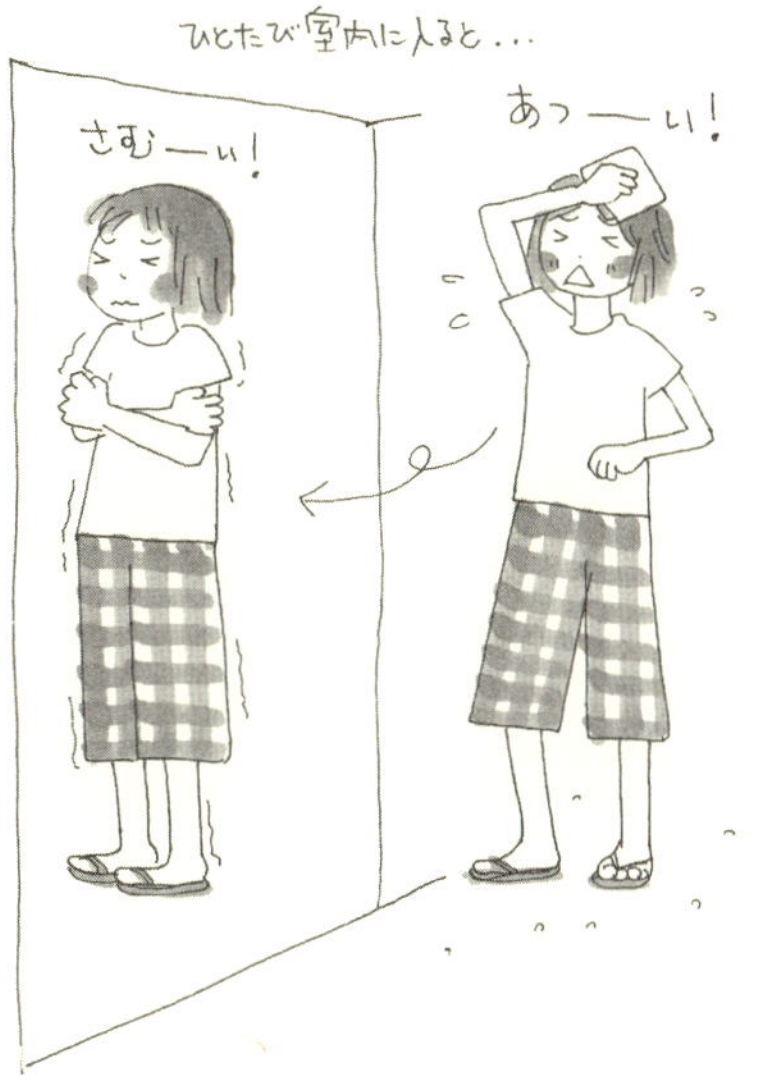
ひとたび室内に入ると…
さむーぃ！
あつーーい！

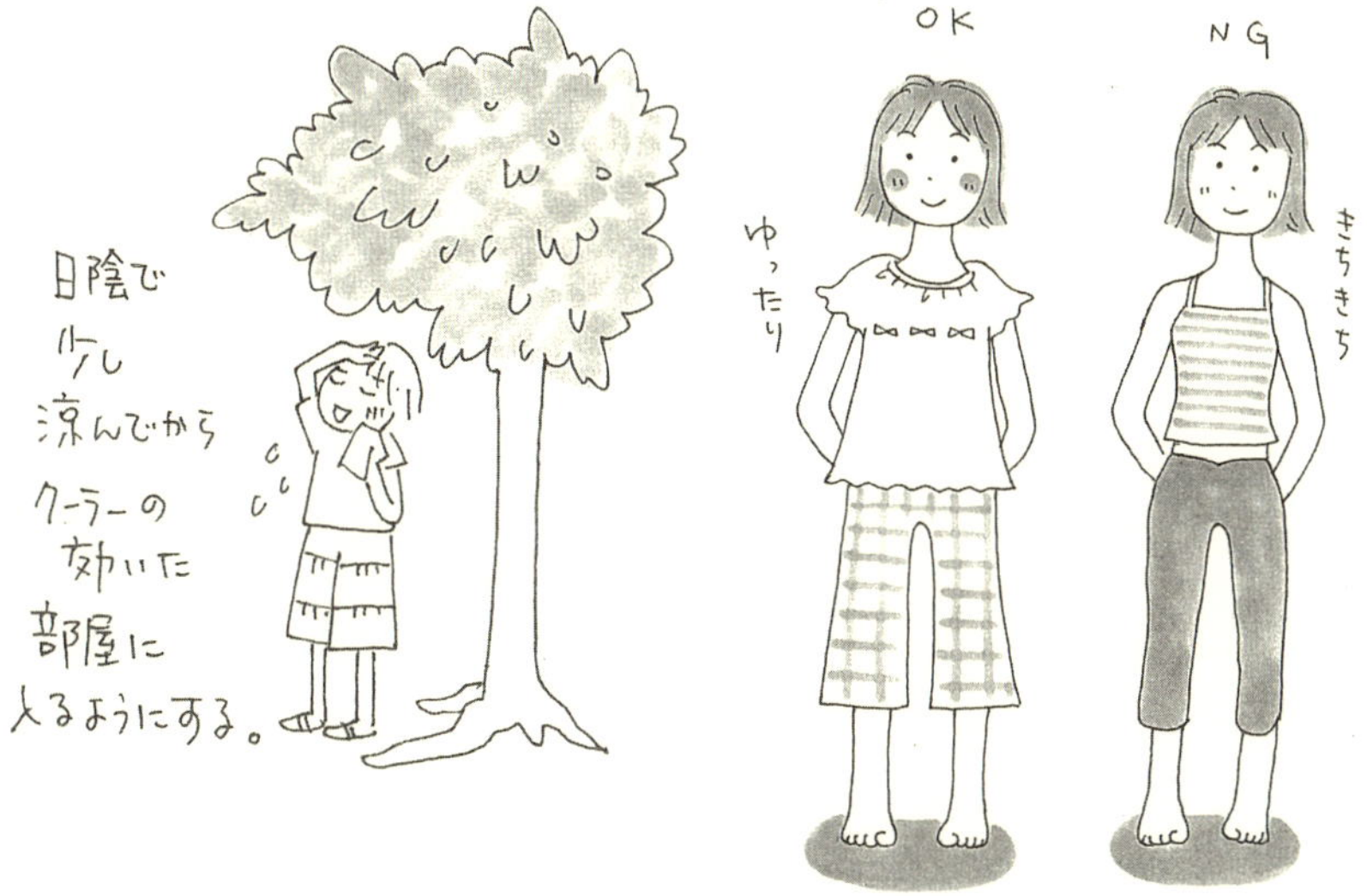
日陰で
少し
涼んでから
クーラーの
効いた
部屋に
入るようにする。
OK
NG
ゆったり
きちきち

汗腺トレーニングのすすめ

汗腺は退化しやすいけれど、未完成でもあるので、訓練すれば元に戻るのも早い器官です。汗腺のはたらきを活発にするため、ひとりでできるトレーニング方法を紹介しましょう。

①半身浴

浴槽にぬるめ(37〜38℃)のお湯をみぞおち付近まで張って、つかります。このとき、浴槽用の椅子を入れて座ると、長くつかるのにラクです。

「肩までつかりなさい」と子どものころよく言われました。でも、汗が蒸発しないので体温調節ができなくなり、のぼせてしまいます。半身浴の場合は、しばらく経つとからだが芯からあたたまり、汗が出てきて、脳の温度が上がりすぎるのを防ぎます。ただし、汗が出た分の水分補給を忘れないようにしてください。

また、つかりながら、足首を上下に動かしたり上から下にマッサージしてみましょう。あたた

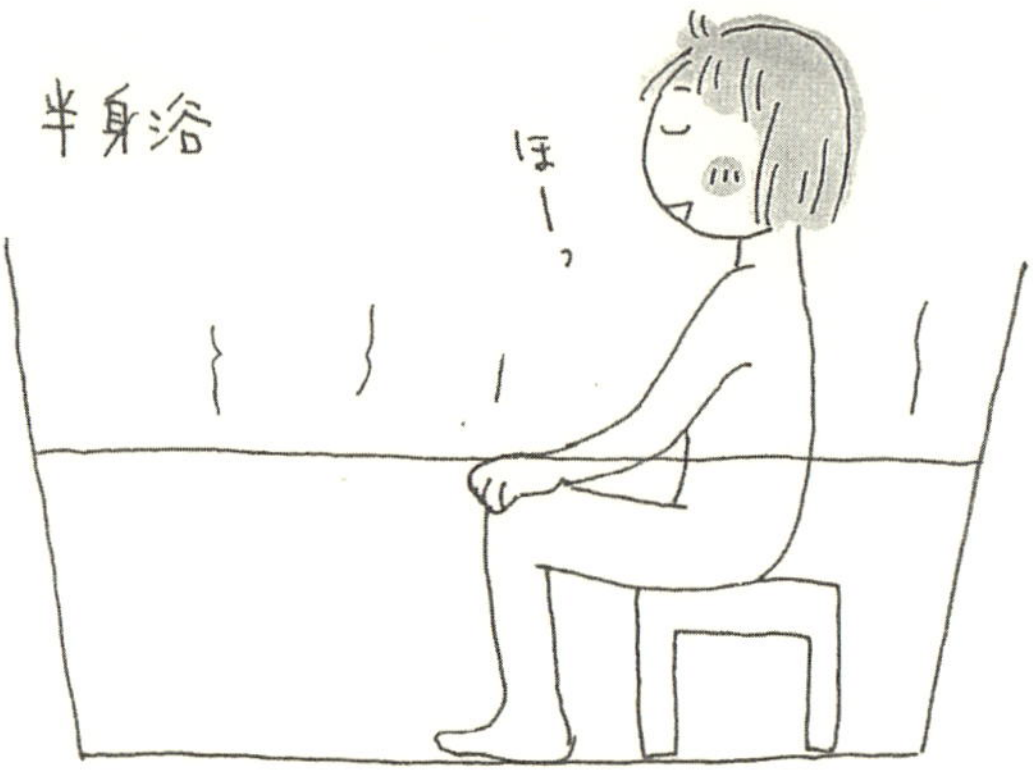

まった太ももの血液が全身をめぐってさらにあたたまり、よい汗がかけるはずです。

②手足高温浴

浴槽にやや熱め(43～44℃)のお湯を腰のあたりまで張り、両手のひじから先と両足のひざから下をつけます。脳から遠い腕や足の汗腺の機能は低下しやすいため、少し熱いお湯で刺激して鍛えるわけです。あたためられた手足の血液がからだの深部にまで行き渡り、芯まであたたまります。

手と足を同時につける姿勢がきつい場合は、一方ずつ、あるいは日替わりでもＯＫです。つけた後は浴槽に水を足して(37～38℃)、半身浴ないし全身浴をしましょう。これで高ぶった交感神経がしずまり、自律神経のバランスがとれます。なお、高齢者と高血圧の場合は避けてください。

また、半身浴や手足高温浴の後で「暑いから」と、クーラーをつけないように。せっかくのトレーニングがだいなしです。皮膚は「涼しくなった」と勘違いして汗を無理に抑えますが、脳の温

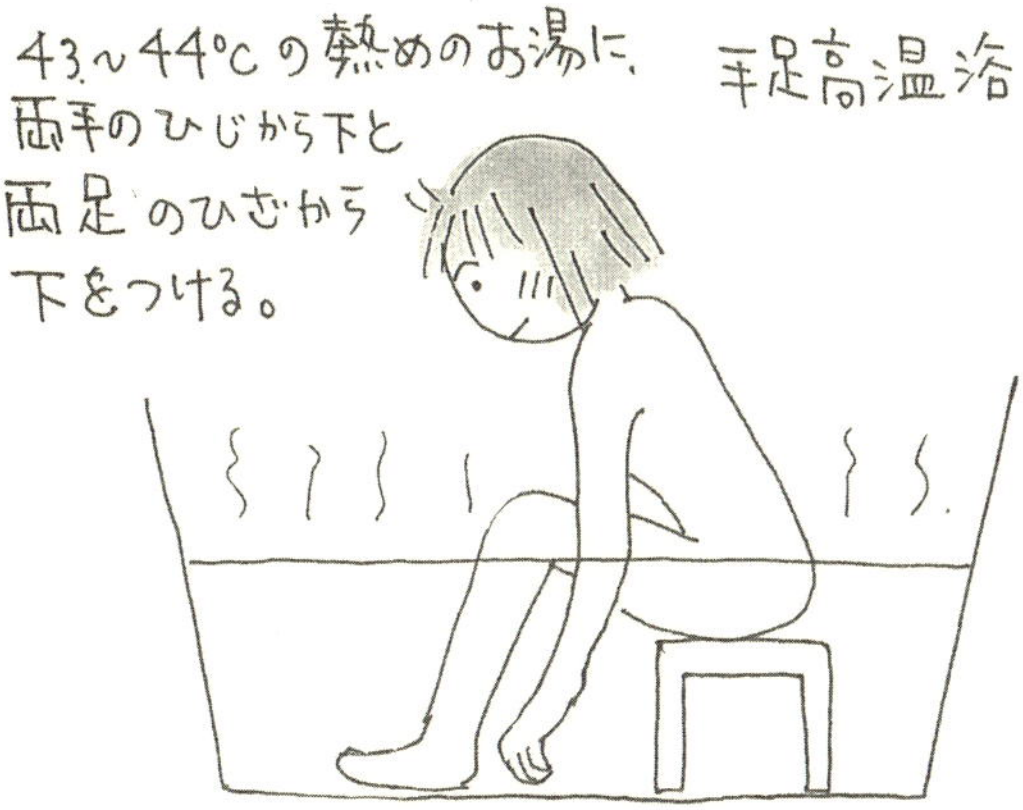
43～44℃の熱めのお湯に、両手のひじから下と両足のひざから下をつける。
手足高温浴

度は高いまま。その状態で眠ると汗を極端に多くかき、明け方にはからだが冷えて、からだのだるさの原因になります。

お風呂からあがったら、汗の力にまかせましょう。首筋や脇の下をうちわで扇ぐ程度で、やがて気持ちよく体温が下がります。冬の場合も、汗が出ているうちはすぐに服を着込まず、寒くない程度にして、自然に汗がひくのを待ちましょう。

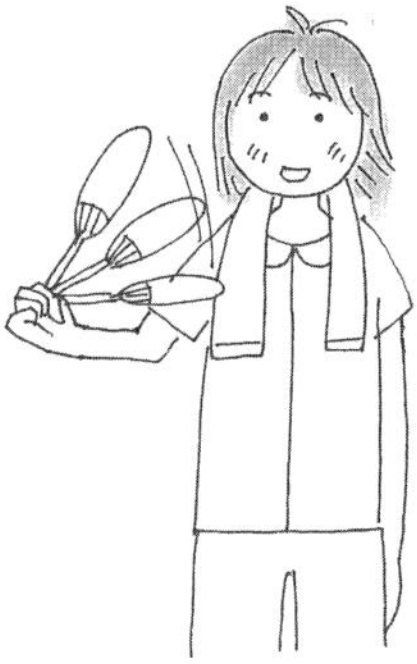

冬に軽い運動をすると、いい汗がかける

意外に思われるかもしれませんが、冬は基礎代謝(生命を維持するのに必要な内臓などの活動)が高くなります。気温が低いので、体温の維持にエネルギーを使うからです。そのため、汗をかきやすく、基礎代謝が高められます。

夏は外気温が高いからじっとしていても汗をかくし、一気に出がちなので、あまりいい汗とはいえません。それに比べて冬は、運動してからだの内側からじっくりとあたためられるので、いい汗がかけます。「寒い、寒い」と室内に閉じ込もっていないで、軽い運動をしてみませんか。まずは、ゆっくりのジョギングやウォーキングがおすすめです。

においが気になるときの工夫

「汗をかくのがいいのはわかったけれど、においは気にならないの？」と思う女性が多いのではないでしょうか。でも、サラサラのいい汗や、皮膚に出たばかりの汗は、ほとんどにおいません。

それでも気になる場合は、早めに濡れタオルなどで拭き取っておけば、においの防止になります。また、汗が衣類にしみ込むとにおいやすくなるので、脇の下専用パッドなどでしみ込ませない工夫をしておきましょう。

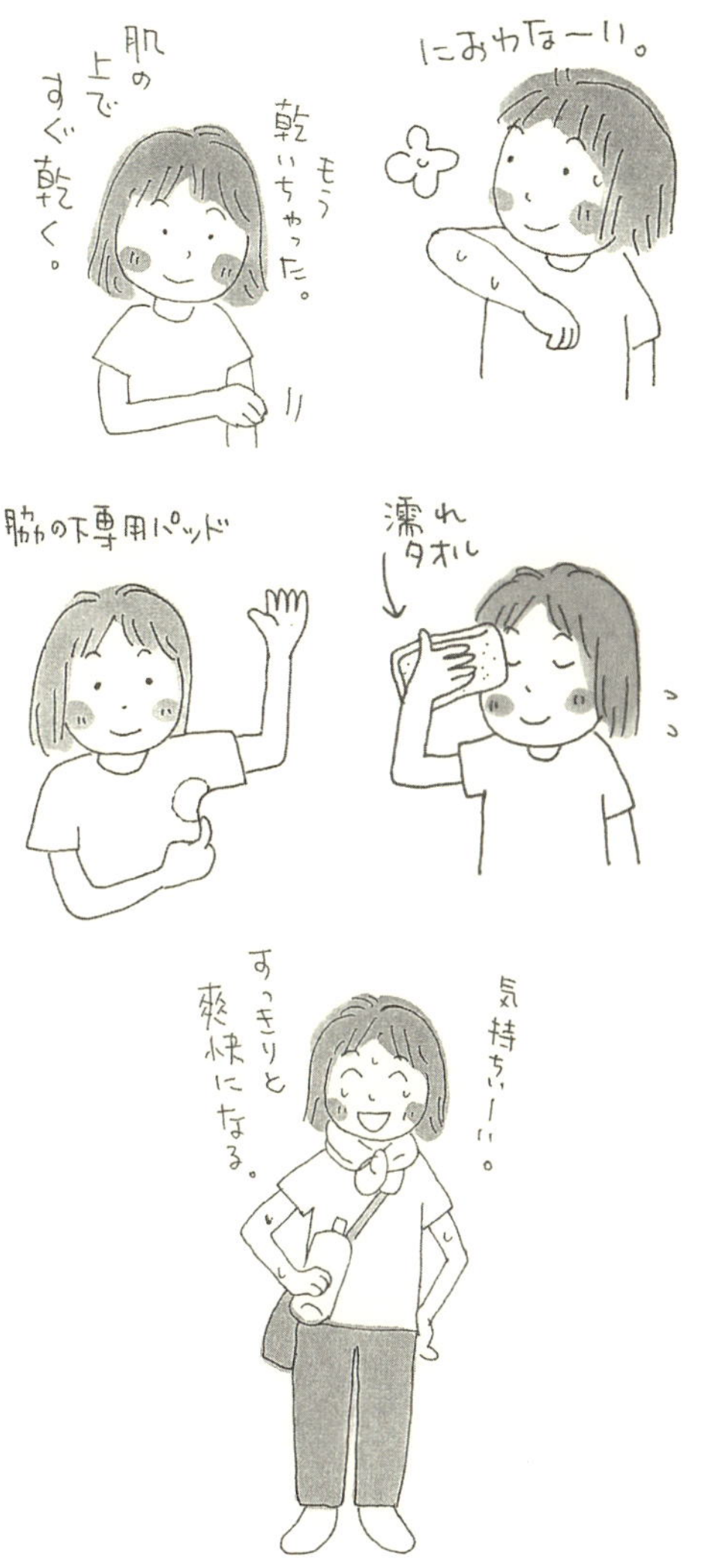
におわなーい。
もう乾いちゃった。
肌の上ですぐ乾く。
濡れタオル
脇の下専用パッド
気持ちいー!!。
すっきりと爽快になる。

なお、市販の殺菌剤入りの制汗剤は、使いすぎると悪質な菌がかえって繁殖して、においがひどくなる場合があります。3日使ったら1日は使わないようにしてください。代わりに、自家製のミョウバン制汗剤はいかがですか。

材料は、焼きミョウバン50gまたは生ミョウバン75g(スーパーなどで市販されている)と水道水1.5ℓです。ペットボトルなどの容器を用意し、材料を入れて2〜3日置き、ミョウバンが溶けるのを待つだけ。液体が透明になったら原液の完成で、20〜50倍に薄めて使います。原液にレモン一個分の絞り汁を加えたり、水道水の代わりに濃い緑茶を入れると、より効果的です。3日に1度ぐらいの割合で使ってください。冷蔵庫で1〜2週間は保存できます。

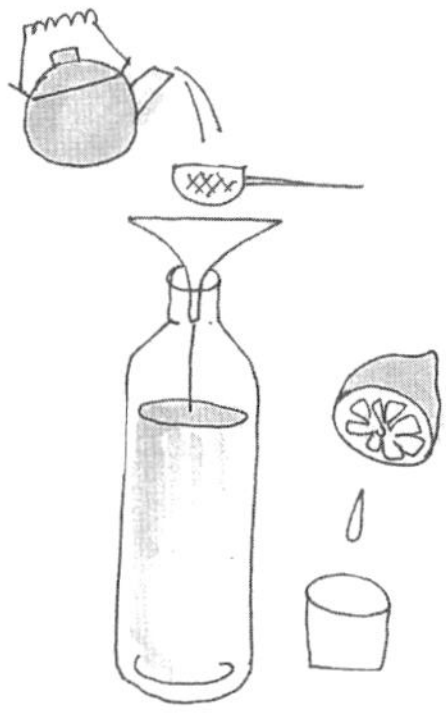

五味常明

五味クリニック院長。専門はワキガ・体臭・多汗症治療。著書に『汗をかけない人間は爬虫類化する』(祥伝社、2007年)、『岩盤浴パワーの魅力——発汗毒だしダイエットで幸せ体質になる!』(主婦の友社、2006年)など多数。

五味クリニック
〒169-0073 東京都新宿区百人町1-10-12
電話 03-3368-5126(受付10時〜18時、日曜・祝日休診)

岩盤浴はどうだ

内臓のはたらきを高め、サラサラの汗をかける

最近、いろいろなところで見かける岩盤浴。鉱石に熱を加えてあたため、その熱を利用して発汗を促すものです。石の上にバスタオルなどを敷いて寝転び、汗をじっくりとかきます。からだの芯からあたたまるといわれる遠赤外線が石から出ているところが、最大の特徴です。

遠赤外線といえば、焼き鳥や魚料理に使われる炭火焼を思い浮かべるでしょう。中までじっくり火が通る炭火からは、遠赤外線が出ています。岩盤浴も同じ理屈で、遠赤外線によってからだの芯からあたたまるのだそうです。からだの深部まで浸透するので、内臓や筋肉もあたたかくなり、はたらきを高めるといわれています。

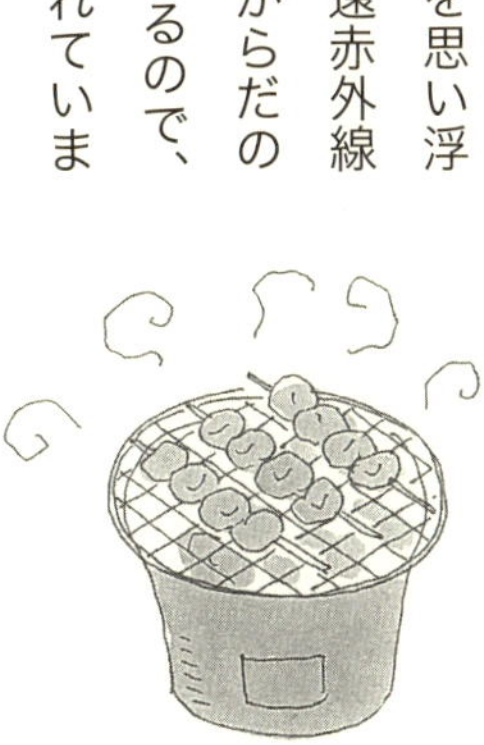

本来、内臓は体温の36℃台より少し高いほうがはたらきやすいので(60ページ参照)、岩盤浴で芯からあたたまると大喜び。活発にはたらいて、代謝が高まり、血液の流れもよくなります。その結果、からだの隅々まで十分な酸素が送られ、さらに新陳代謝が盛んになるという、よい循環が起きるわけです。

もうひとつ、岩盤浴の代謝に関する魅力があります。それは小粒のサラサラないい汗をかくこと。ダラダラと流れるような大汗は、代謝に必要なナトリウムやマグネシウムなどのミネラルもいっしょに出してしまいます。ベトベトしていて、なめてみるとしょっぱい汗です。これに対してサラサラ汗は濃度が薄く、なめてもあまりしょっぱくありません。からだに必要な成分を出しすぎずに、効率よく代謝を高めます。

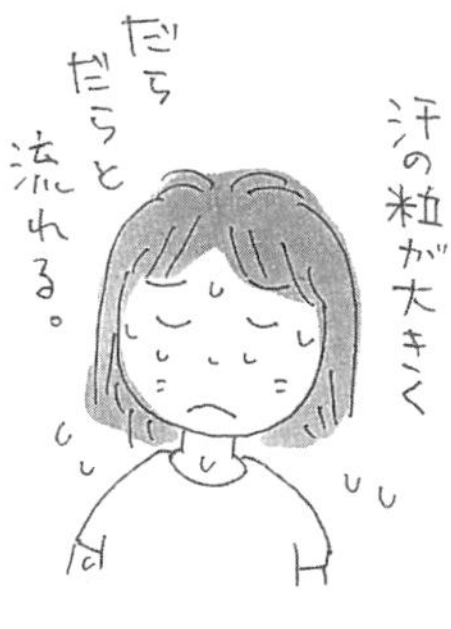

岩盤浴の上手な入り方

大半の岩盤浴サロンは入浴時間が60〜90分です。

まず、石の上にバスタオルを敷いて、うつぶせで約5分、次にあお向けで約10分。そして、別室で水分を摂りながら5〜10分休憩。2〜3回これを繰り返します。

初心者は短い時間(50〜60分)の入浴で、2回の休憩をとることをおすすめします。初めから無理せず、慣れてきたら時間を少し長くしましょう。

また、発汗作用が強いため、毎日は通わないほうがいいと思います。発汗しすぎると汗腺が疲労し、かえって汗の出が悪くなる場合があるからです。週に1〜2回で十分です。

なお、持病がある人は必ず医師と相談してから行ってください。

岩盤浴の上手な入り方
初めにシャワーでからだを洗います。
着替えてタオルを持ち浴室へ。
③休憩5〜10分水分補給。
①うつぶせで5分。
②あお向けで10分。
①〜③を2〜3回繰り返す。

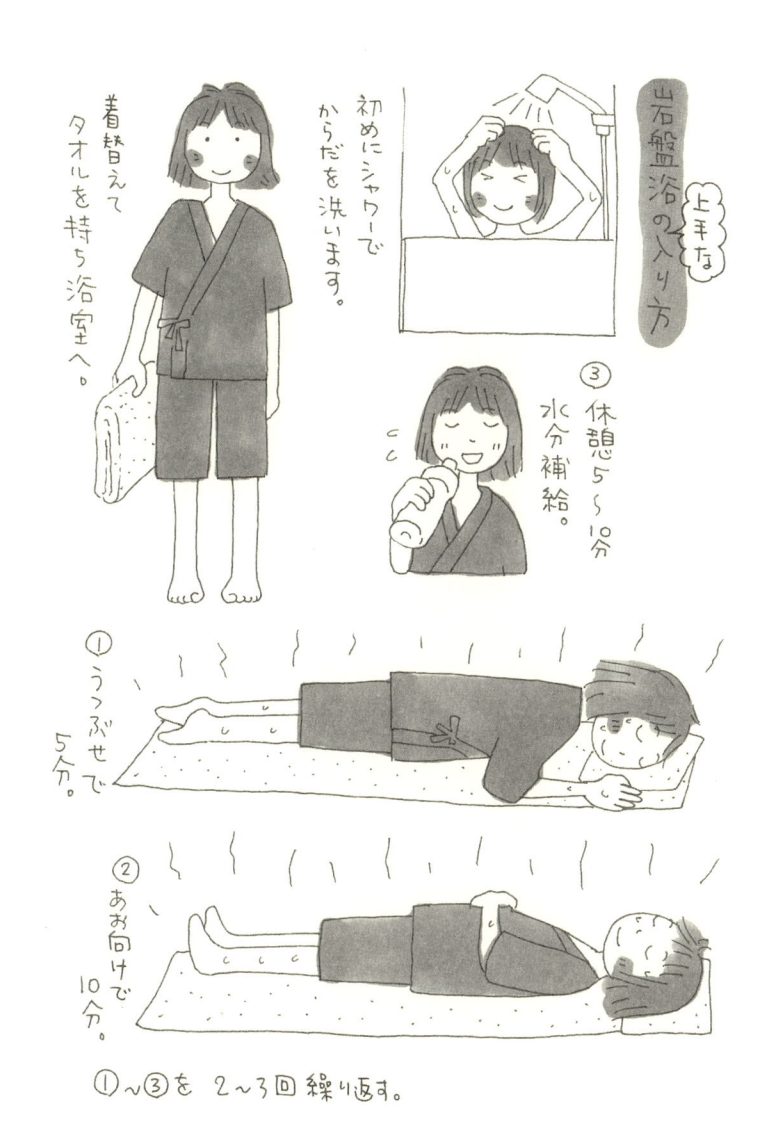

水分補給に気を配ろう

岩盤浴でたくさんの汗をかく人は最低でも500㎖、かかない人でも250㎖は水分を補給しましょう。いっぺんに飲むのではなく、こまめに飲むようにします。

失われた水分をすばやく回復させるには、水だけでなく、少量のミネラル(塩分)や糖分が補給できる飲みものがおすすめです。スポーツ飲料にもこうした成分が入っていますが、甘すぎるのが気になるという人もいます。水にレモン汁と糖分(てん菜糖やはちみつなど)をお好みで入れた飲みものは、どうでしょうか。レモンには、ビタミンCや、疲労回復に効果があるとされているクエン酸が多く含まれています。また、糖分の入っていない炭酸ソーダを水の代わりに使ってもおいしいでしょう。

水を飲んだ後に市販の塩飴をなめるのも、お手軽な方法です。ミネラルと糖分を一度に摂取できます。ぜひ、お試しください。

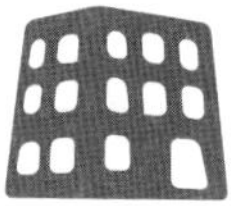

トリときわこさんのお気に入りサロン

東京岩盤浴 / ロハス＊ロハス

〒166-0004 東京都杉並区阿佐谷南1-36-4 三幸ビル2F(パールセンター内)
電話 03-3311-8211
営業時間＝10時〜22時(最終受付21時)
休日＝第4月曜日
※お近くの岩盤浴サロンも探してみてくださいね。

自然の中の岩盤浴・玉川温泉

新緑の季節、わたしたちは秋田県の玉川温泉に向かいました。東京から秋田新幹線で約3時間の田沢湖駅で下車し、バスで1時間くらいの山の中にあります。近づくにつれ、強烈な硫黄臭がしてくる、酸の強いお湯と天然の岩盤浴で有名な湯治場です。いろいろな病気に効果的なことでも知られていますが、何といっても屋外の岩盤浴は野趣あふれ、一風変わっています。

ごつごつした岩自体が地熱を発していて、あたたかいので、みんなマイゴザを持ってきて好きなところに敷き、思い思いの岩盤浴をするのです。ここのお代は無料。岩の上に座っているだけで、お尻がほかほかしてきます。たくさん汗をかきたければ、持参したバスタオルやゴザを敷いて寝転がったり、からだをバスタオルにくるんで青空岩盤浴。

岩場の中心に設営されているテント内は、20人前後の老若男女でいっぱい。本格的に汗を出したい人は、こちらへ入っていました。

このほか、有料の屋内入湯施設もあります。もちろん温泉です。木で作られた雰囲気のあるお風呂場内には、「源泉100%」や「源泉50%」と表示された湯船、ぬる湯、熱湯、寝湯、浸頭湯などが並んでいます。

浸頭湯は字のごとく頭を浸す入浴法。浅くお湯が流れる板の上にあお向けに寝転ぶと、ちょうど後頭部が、お湯が張られたへこみに入るようになっていて、その中に頭を浸しま

玉川温泉

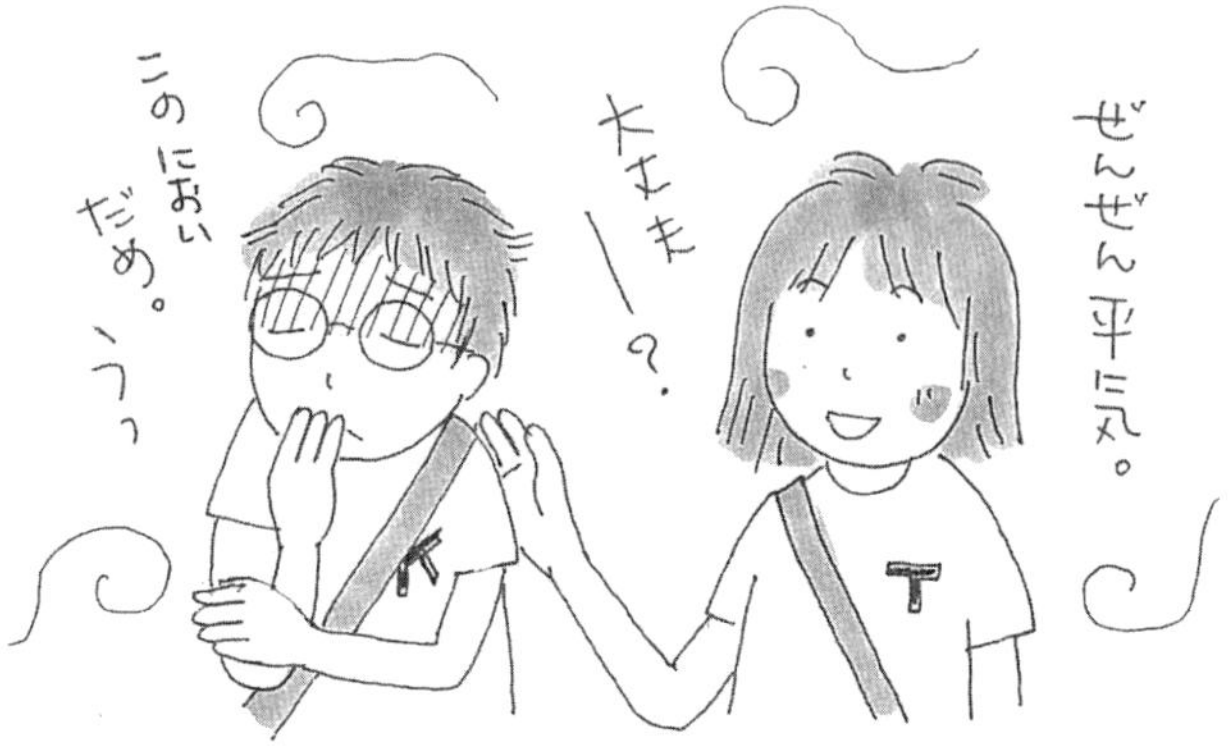
ぜんぜん平気。
大丈夫 ?
このにおいだめ。うっ

ゴザは
売店でも
売っている。

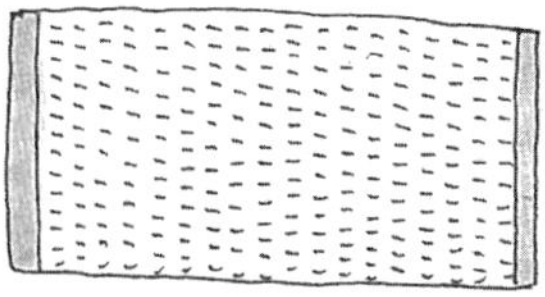

お湯は強酸性なので
ピリピリします。
源泉50%から、ならして入りましょう。

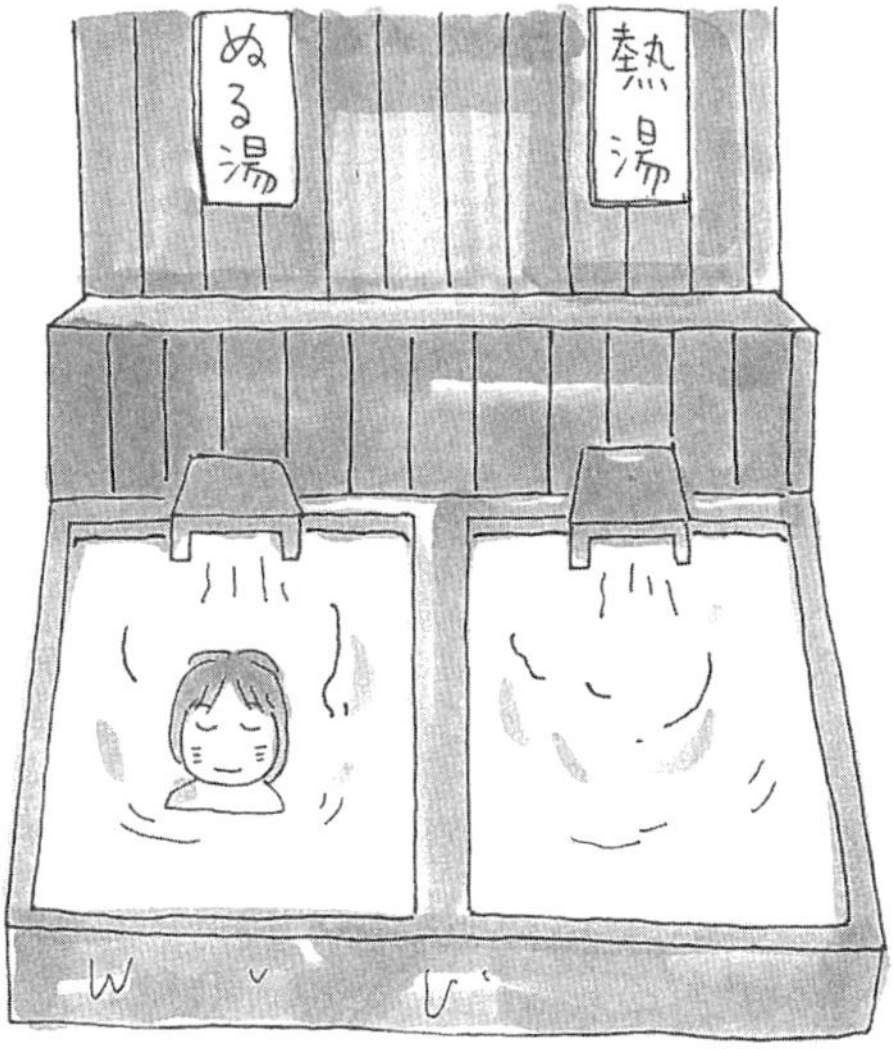
ぬる湯
熱湯

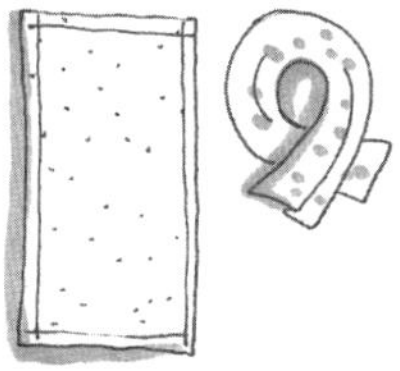

マイゴザとバスタオルを
自分で用意。

バスタオルは、
毛布代わりに
かけるとGOOD。

す。これがまた、とっても気持ちよかった〜。ふだんは頭皮をお湯の中には入れませんから、頭まで血行がよくなったように思えます。わたしにとっては究極のリラックス法ですね。

源泉100％はかなり酸性がきつく、肌がピリピリ。肌の弱めなわたしは、源泉50％がちょうどよい感じでした。

温泉といえば行楽というイメージですが、玉川温泉は本気で病気を治しに宿泊している人も多いところです。多人数で、わいわいと行く温泉ではありません。とはいえ、山はきれいだし、肩こりや腰痛をかかえている人は旅行がてら訪ねてみるのもいいでしょう。

玉川温泉

〒014-1205 秋田県仙北市田沢湖玉川字渋黒沢
電話 0187-58-3000
FAX 0187-58-3005
秋田新幹線田沢湖駅下車。定期バスで約80分、新玉川温泉または玉川温泉で下車。
11月下旬〜4月下旬は通行止めのため乗用車利用は不可で、日帰り入浴は休止。詳細は現地へ問い合わせを。

ぽかぽか気持ちのいいお風呂

適温と入り方に注意

疲れたときや寒いとき、お風呂に入りたくなります。お湯の中に入ると、からだがほあ～っと少し軽くなるような気がしませんか。これ、気のせいではありません。

冷え性の改善には、お風呂はもってこいなんです。まず、温熱効果。からだがあたたかくなれば新陳代謝がよくなり、血管が広がるため、血液の循環がスムースになります。また、意外に大きいのが水圧による効果です。一般的な家のお風呂に肩までつかると、からだにかかる水圧はなんと約560kg以上。この水圧が循環器系のはたらきを活発にし、血流をよくします。このほか、浮力によってからだが軽くなったり、裸になることで解放感が得られたり、水の抵抗で筋肉のストレッチが行われたり、さらには老廃物が出やすくなったりと、効果はさまざまです。

温泉医学や入浴の研究を長く行なっている植田理彦《みちひこ》先生に、お話をうかがいました

「お風呂の適温は、だいたい39プラスマイナス1℃です。夏場は38℃、冬は40℃程度。鼻の頭にじわっと汗をかく程度まで入るのがおすすめです。熱いお湯には長く入っていられませんね。これでは、表面しかあたたまりません。ぬるめのお湯に長く入ると、副交感神経がはたらきだし、ゆっくり血管が広がり、血行がよくなります。血液が体内を一巡す

る時間は1分間です。20分入浴していれば20回、からだをあたたかい血液がまわるから、芯からあたたまります」

ただし、お湯が深くなるとそれだけ水圧が増します。お風呂の温度だけでなく、入り方にも気を配りましょう。66ページでも書いたように、肩までつかるのは、あまりおすすめできません。水圧が大きくなりすぎて、心臓や肺に負担がかかるからです。

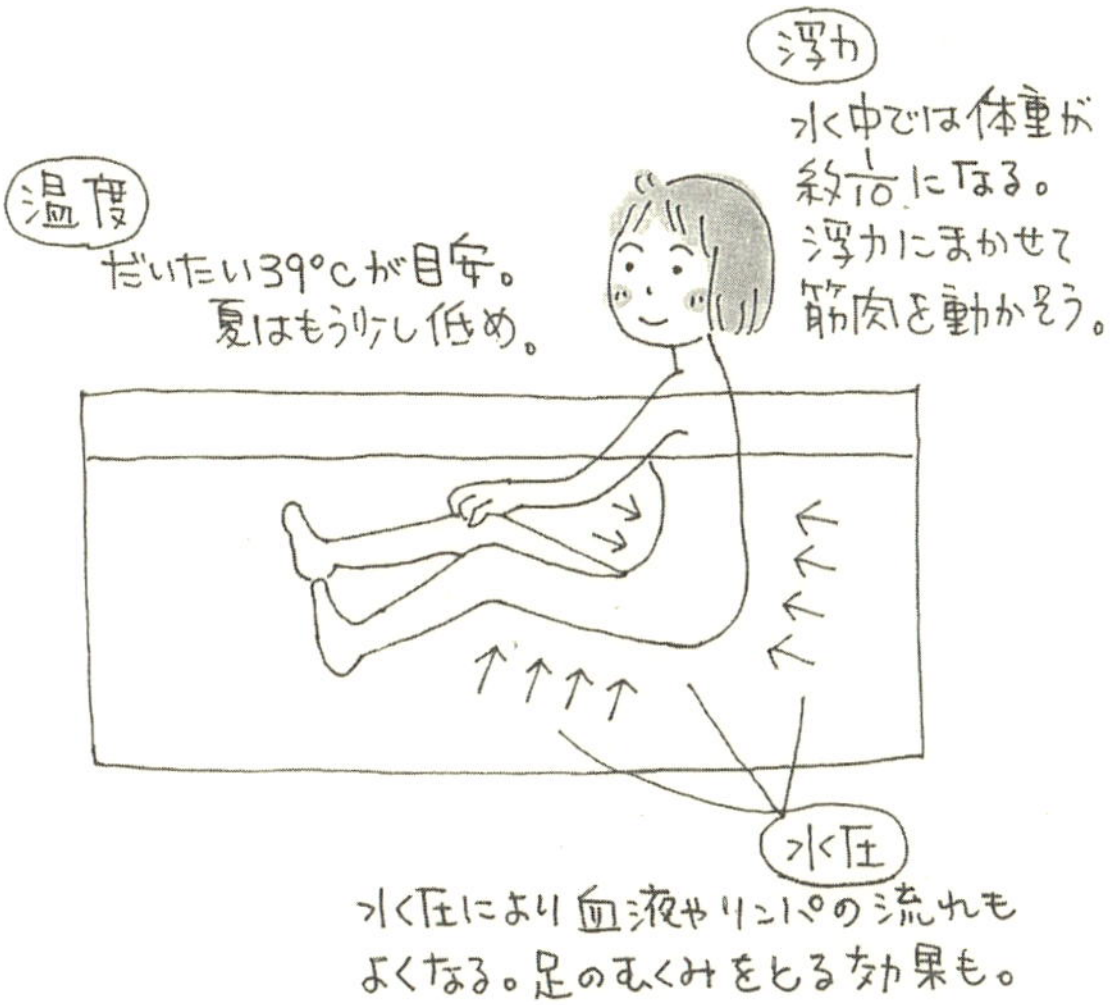
浮力
水中では体重が約1/10になる。
浮力にまかせて
筋肉を動かそう。
温度
だいたい39°Cが目安。
夏はもう少し低め。
水圧
水圧により血液やリンパの流れも
よくなる。足のむくみをとる効果も。

「水着を着てプールに入ると、水着がガボガボッとゆるくなった経験がありますよね？　あれは水圧がかかって、からだが縮んだからなのです。首の下までお湯につかっていると、3〜5人のお相撲さんが乗っかっているくらいの水圧がかかるんですよ。だから、わたしも半身浴をおすすめします」

そして、とってもリラックスしたいときは、スパなどの入浴施設に行くといいですね。上手な入り方を知って、冷えはもちろん、心も解放してあげましょう。

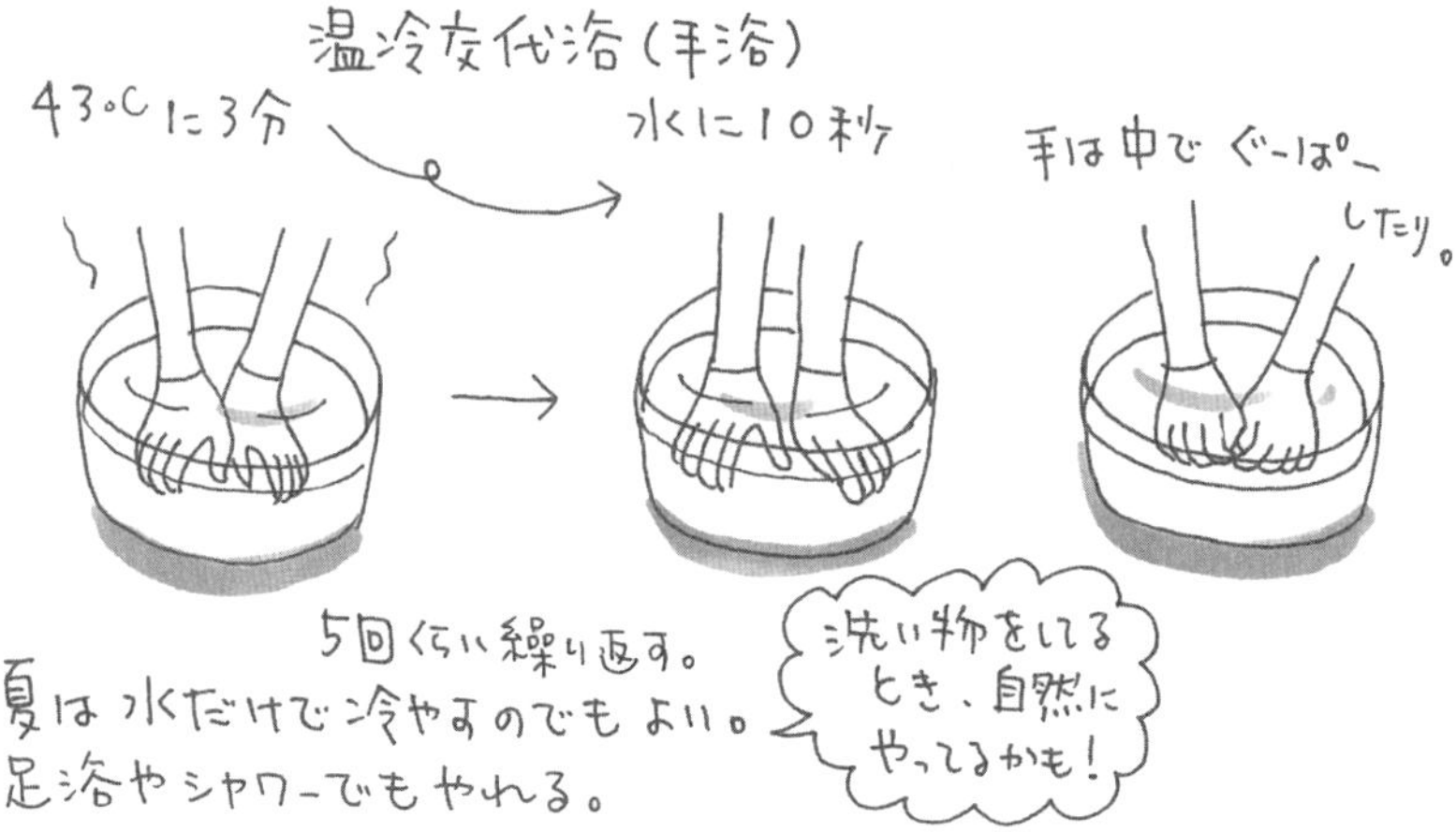
温冷交代浴（手浴）
43℃に3分
水くに10秒
手は中でぐーぱーしたり。
5回ぐらい繰り返す。
夏は水だけで冷やすのでもよい。
足浴やシャワーでもやれる。
洗い物をしてるとき、自然にやってるかも！

おすすめ入浴法

冷え性の人は血管が広がりにくいので、末端まで血液を送る練習をしたほうがいいと思います。とくに、冬に手や足が強く冷える場合は、①〜④の入浴法を春や夏から始めてみてください。

①温冷交代浴

43℃ぐらいのお湯に手や足など冷える部分を約3分間浸すと、血管が拡張される。次に水に10秒ぐらい浸すと、今度は血管が縮小される。これを1日5回やってみよう。

浸しているときに手足を動かすと、さらに効果的。台所で洗い物をしながら、お湯と水を交互に使えばできる。手を動かしているので、ちょうどいい！

腰浴
足や腰を動かしながら入る。

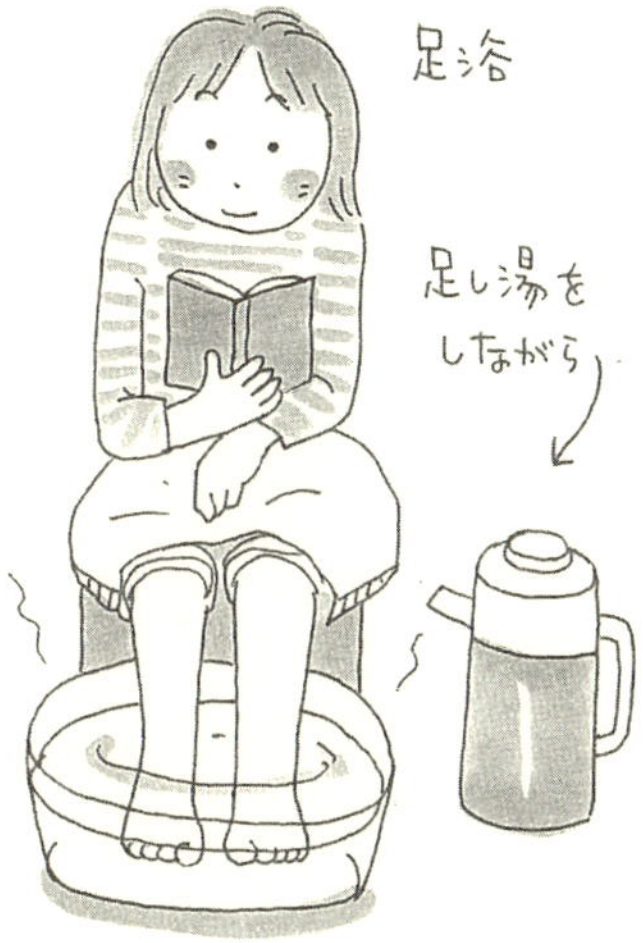
足浴
足し湯をしながら

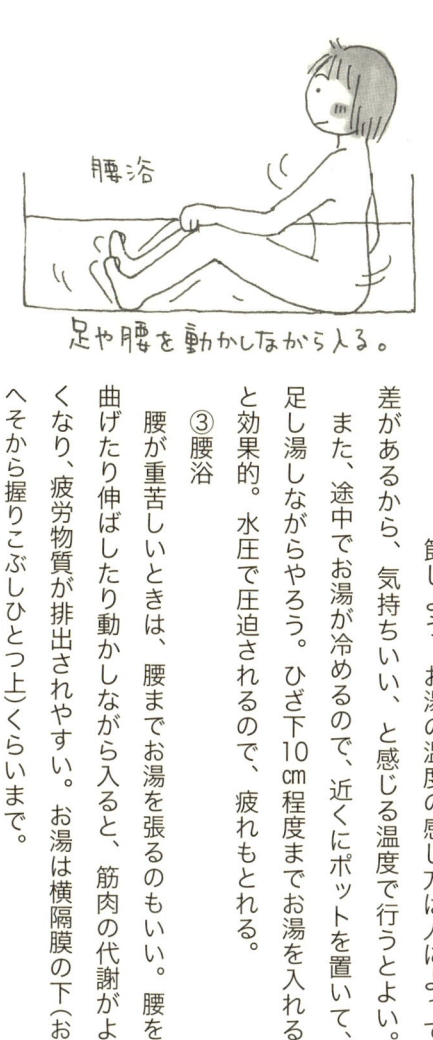

②足浴

からだ全体がじんわりと汗ばむ程度まで行う。だいたい20分程度。足は心臓から離れているため、血行が悪くなりやすい。そこで、少し高めの42～43℃のお湯に足をつけると血管が広がり、血流が盛んになる。ただし、体力のない人はお湯の温度をやや低めにして調節しよう。お湯の温度の感じ方は人によって差があるから、気持ちいい、と感じる温度で行うとよい。また、途中でお湯が冷めるので、近くにポットを置いて、足し湯しながらやろう。ひざ下10㎝程度までお湯を入れると効果的。水圧で圧迫されるので、疲れもとれる。

③腰浴

腰が重苦しいときは、腰までお湯を張るのもいい。腰を曲げたり伸ばしたり動かしながら入ると、筋肉の代謝がよくなり、疲労物質が排出されやすい。お湯は横隔膜の下（おへそから握りこぶしひとつ上）くらいまで。

④手浴

パソコンで手が疲れたときは手浴もよい。冬は温冷交代浴を行い、夏は冷たい水で1〜2分冷やすと、気持ちいい。たまった古い血液を動脈に戻し、新しい血液が隅々まで押し出される。

⑤シャワーの活用

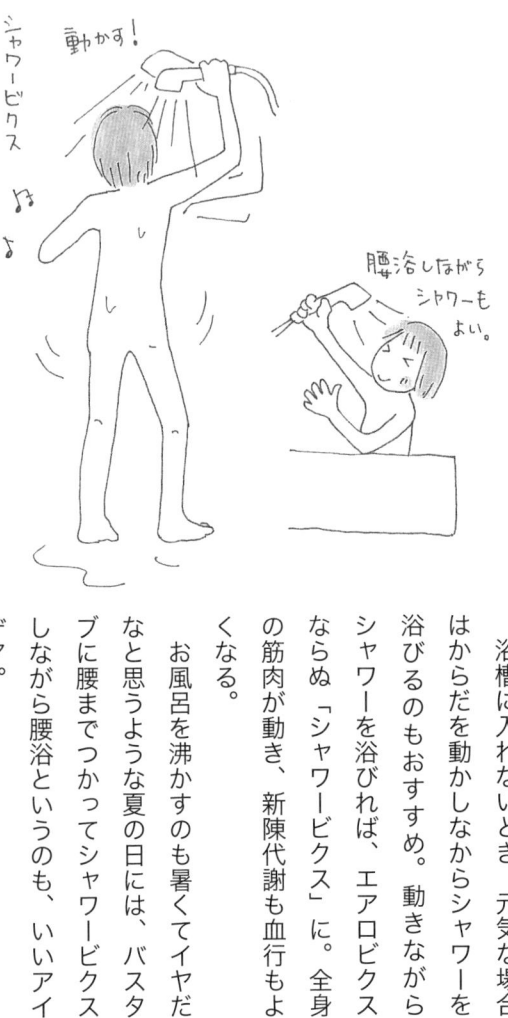

浴槽に入れないとき、元気な場合はからだを動かしながらシャワーを浴びるのもおすすめ。動きながらシャワーを浴びれば、エアロビクスならぬ「シャワービクス」に。全身の筋肉が動き、新陳代謝も血行もよくなる。

お風呂を沸かすのも暑くてイヤだなと思うような夏の日には、バスタブに腰までつかってシャワービクスしながら腰浴というのも、いいアイデア。

⑥温泉地に出かけたら

「せっかく来たのだから」とつい長湯しがちだが、欲張りすぎは禁物。つかっていて汗ばんだら、外に出て休憩。これを3回繰り返す。熱いお湯に入る前にはかけ湯をし、初めは半身だけつかって、徐々にからだを慣らしていく。浴槽の縁を枕にしてからだを浮かせるように入ると、水圧が小さくなり、からだがラクになる。

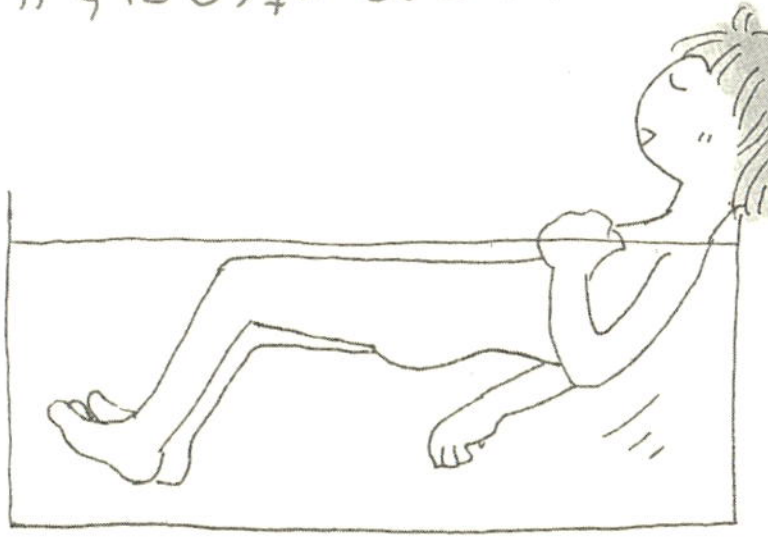

入浴剤にもこだわる

せっかくお風呂に入るのだから、いつまでもぽかぽかあたたまっていたいですね。そのためには、お湯に入れる入浴剤選びにもこだわりたいもの。

一般的に、家庭のお湯は水道水が使われています。水道水は殺菌力が強い塩素で消毒しているので肌が荒れやすく、何か入れたほうがお湯がまろやかになるとよくいわれます。植田先生におすすめ入浴剤をいくつか教えていただきました。

①入浴用の塩、とくに岩塩

鉱物質と皮脂が結びついて皮膜ができ、からだをコーティングするので、保温効果がある。冬におすすめ。浴槽に大さじ1杯程度入れる。調理用の塩はべたつくので、おすすめ

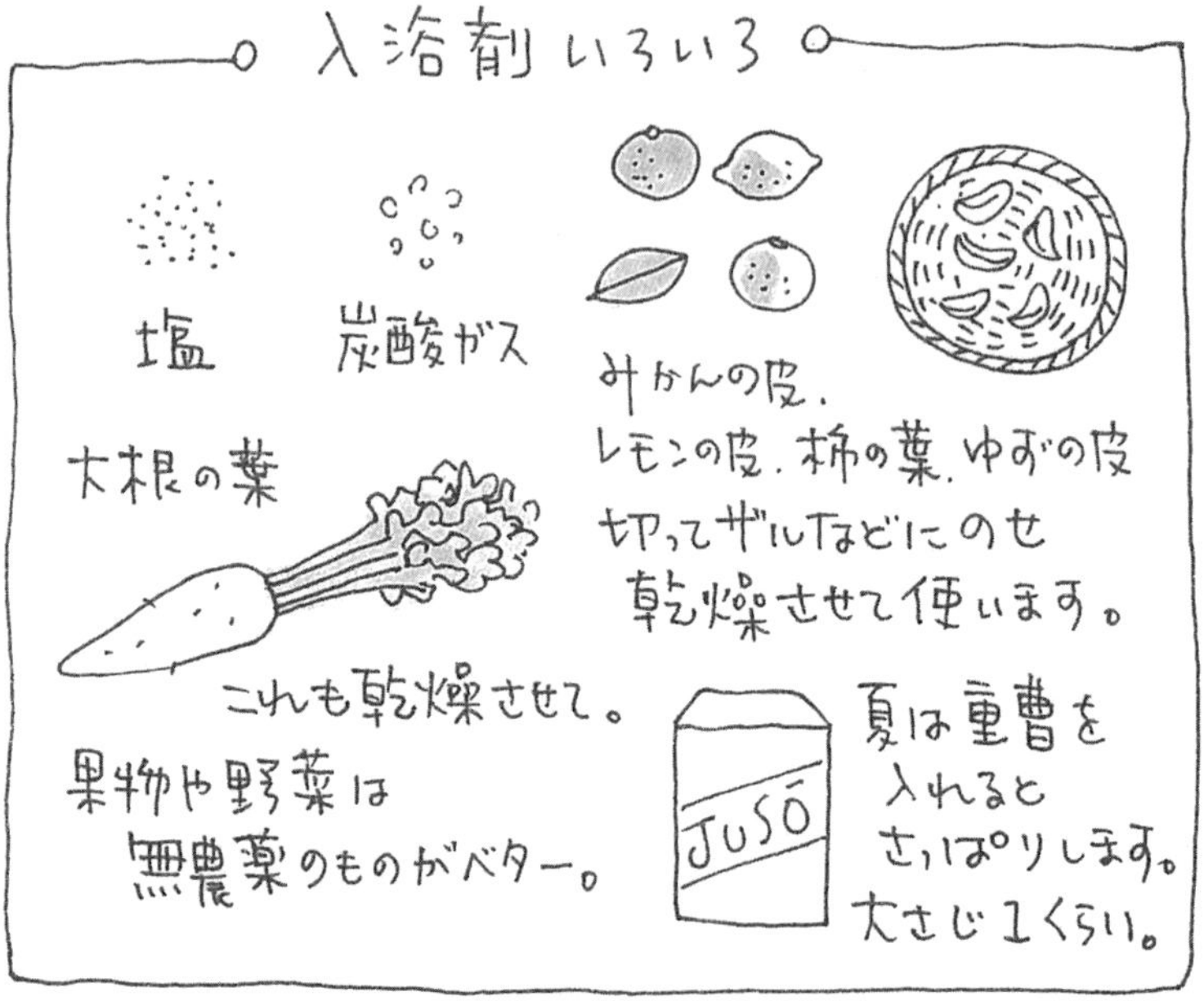
入浴剤いろいろ
塩
炭酸ガス
みかんの皮.
レモンの皮.柿の葉.ゆずの皮
切ってザルなどにのせ
乾燥させて使います。
大根の葉
これも乾燥させて。
果物や野菜は
無農薬のものがベター。
JUSO
夏は重曹を
入れると
さっぱりします。
大さじ1くらい。

できない。ドラッグストア、雑貨店、インターネットで入手できる。

②炭酸ガスの入浴剤

炭酸ガスの泡が血管を刺激し、広げるため、ぬるい温度でもあたたまりやすい。バスボンブという名称でも販売されている。一回の入浴で一粒を使う。①と同じく、ドラッグストア、雑貨店、インターネットで入手できる。

③香りのよい植物

気持ちがよくなる香りを探す。香りのある葉や花は精油を含んでいるため、その油でからだがコーティングされ、あたたかさが持続する。みかん、レモン、ゆずの皮、大根や柿の葉などを天日乾燥して使ってみよう。米ぬかもいい。

④重曹

さっぱりしていて、夏に気持ちいい。大さじ1杯くらいを入れる。ただし、アルカリ性で、皮脂をとるため、冬には向かない。

⑤おすすめできないもの

酒類。消毒用のアルコール綿で拭いたときのように、皮膚がすーっとし、かさついてしまう。また、野菜の皮や、においのきついものは向かない。

植田理彦
東京大学医学専門部卒業。温泉療法の実践と研究に従事。現在は帝国ホテルタワーにある内幸町診療所勤務。著書に『お風呂ダイエット』（監修、星雲社、2004年）、『からだによく効くお風呂の入り方』（池田書店、1998年）など多数。

ごーしごしと乾布摩擦《かんぷまさつ》

自律神経が狂いがちな現代人

助産師でも鍼灸師《しんきゅう》でもある、たつのゆりこさんは、東洋医学とくにインドのアーユルヴェーダの視点から、お産のサポートをしています。妊婦さんたちにもすすめているのが乾布摩擦＝ガルシャナ。からだの中からあたたまります。

ストレスや緊張にさらされ、夜型の生活を送りがちな現代人は、自律神経（日中の活動しているときにはたらく神経＝交感神経と、からだを緊張から解きほぐし、休息させるようにはたらく神経＝副交感神経の二つ）の切り替えがなかなかうまくいきません。これは、汗をかきにくい原因のひとつでもあります。自律神経を整えるには、太陽が昇るとともに起き、夜はあまり緊張するようなことをせず、できれば11時までに眠るのがいいそうです。これって昔だったら当たり前ですが、現代人にはむずかしいですね。

かくいうわたしも、仕事や考えごとなどでよく頭がいっぱいになり、脳をゆっくり休ませられません。食事も食べたり食べなかったり、忙しいときは寝る時間もまちまちだったりと、かなり不規則な生活。手足はいつも冷たく、汗もかきにくい。たつのさんに言わせると、「典型的」な自律神経が狂いがちな人間なのです。

かといって、運動は苦手だし、時間もあまりとれません。「どうしたらよいのでしょう」

と聞くと、「ガルシャナを試してみては？」のお答え。それなら自分でもできそうだし、いいかも！　お手本を見せてもらうために、わたしのからだをこすっていただきました。

　用意したいのは絹の手袋。滑りがよいので、肌の摩擦が苦手な人でも、あまり抵抗がないと思います。なければ、ふつうの布製手袋でかまいません。リラックスして気持ちいい、と思える程度の刺激でこすります。

ほへ
絹の手袋を
はめて
ガシガシと

背中もガシガシと
ほへ

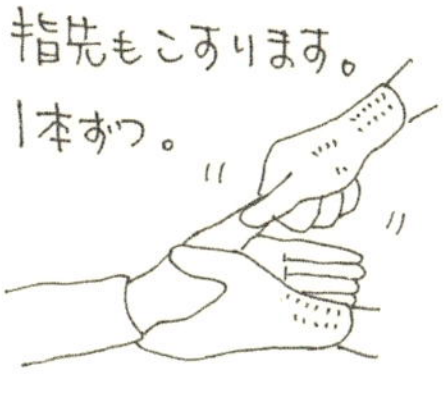
指先もこすります。
1本ずつ。

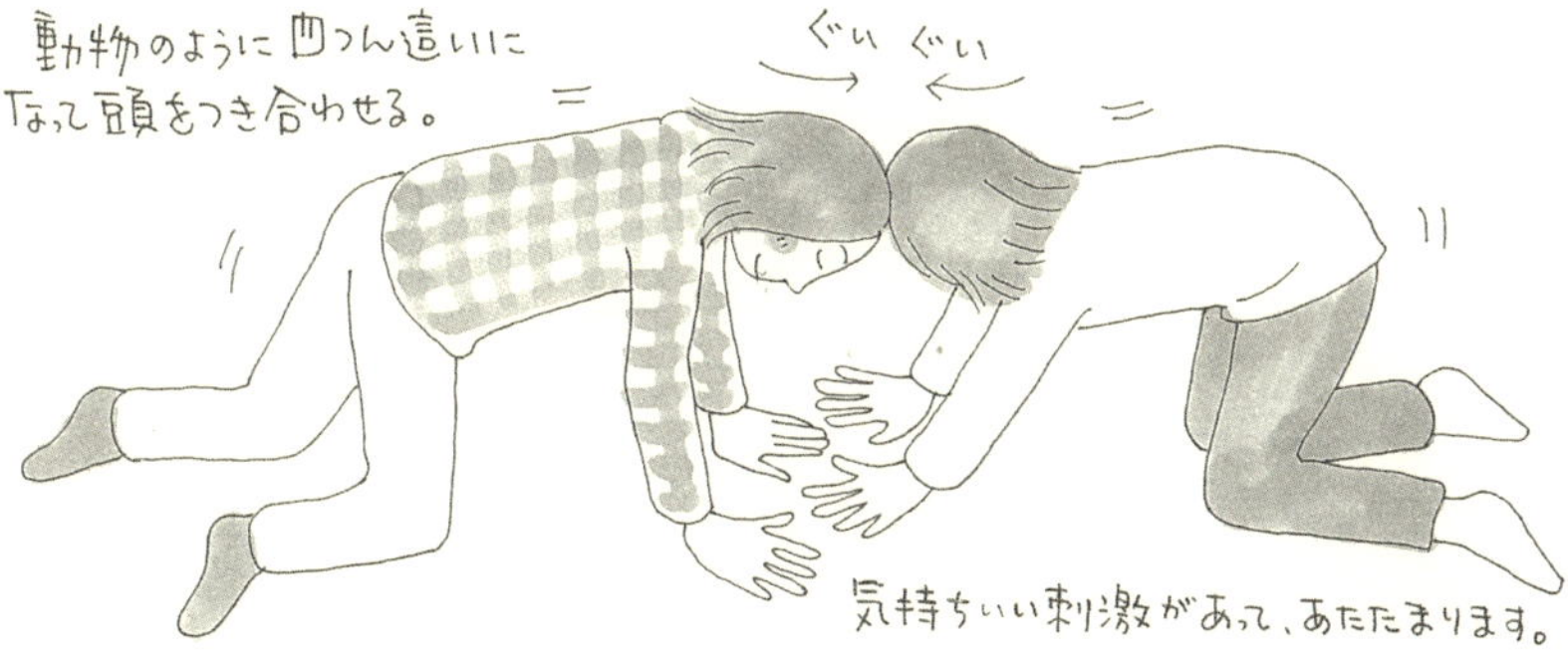
動物のように四つん這いに
なって頭をつき合わせる。
ぐい　ぐい
気持ちいい刺激があって、あたたまります。

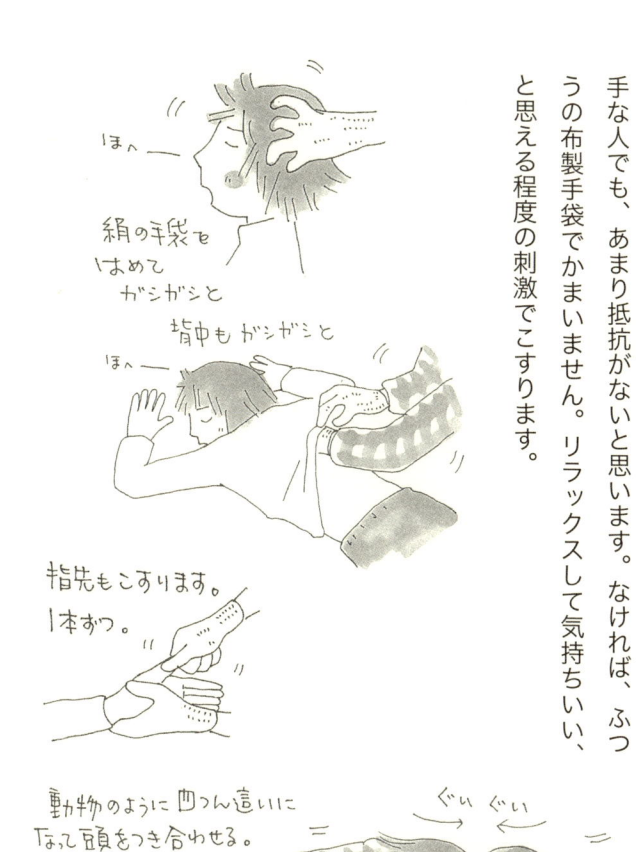

ここをよ～くさすろう

とくに念入りに行いたい場所は、仙骨、座骨結節、股関節。女性の場合、下腹部周辺は大切な子宮や卵巣のあるところだし、デスクワークで頭を使いすぎの人は骨盤の動きが硬くなりがちなので、よくさするのがおすすめです。また、足首や手首、ひざ、肩、ひじなどツボが集まっている関節部分も、集中的にさするといいでしょう。

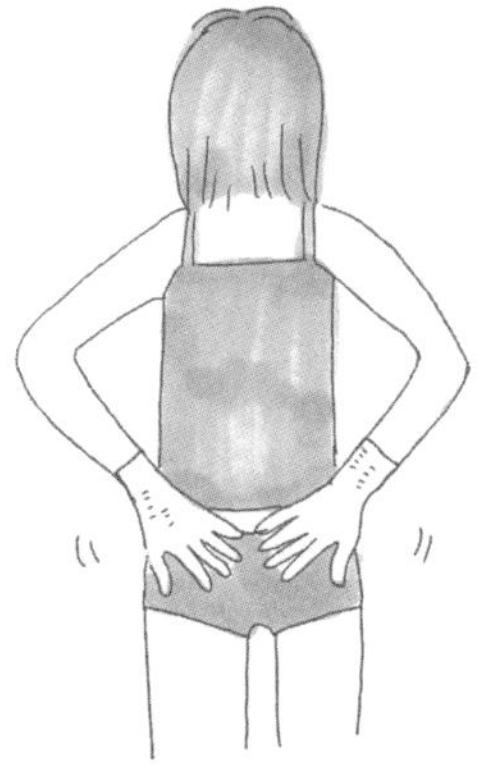

①仙骨

女性のからだの要。汗をかきにくい人は仙骨が冷たい場合が多い。数分さすっていると、あたたかくなる。寝るときに冷たくなっていたら、さすったり下着の下にタオルをはさんであたためると、眠りやすい。

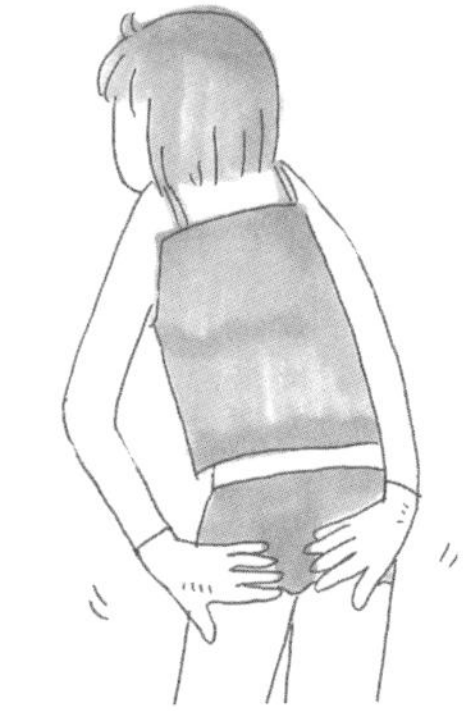

②座骨結節

座骨の最下部の左右にある部分。正座すると、かかとが触れるお尻のあたりをいう。頭をよく使う人は座骨結節のまわりがこりやすい。

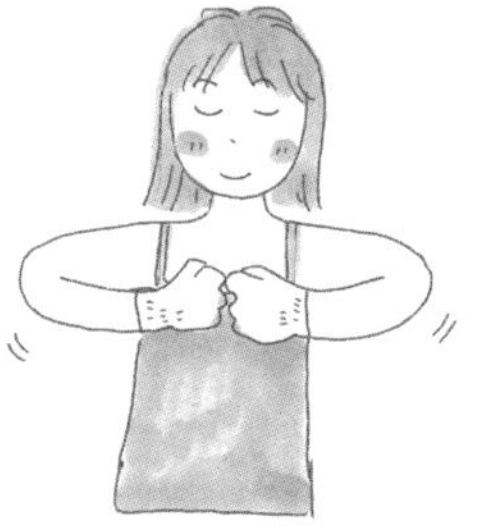

③胸

胸、肺、鎖骨の周辺を手をグーに握って軽くさする。続いて、手を開いて胸のまわりをさする。

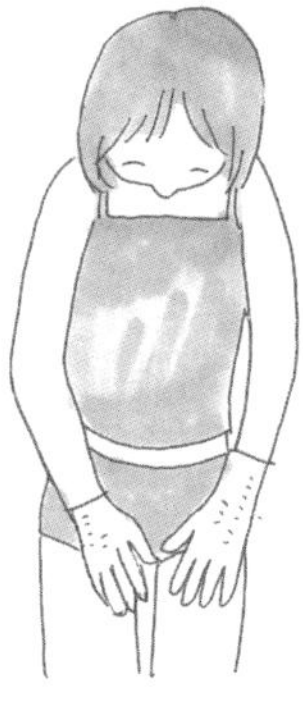

④股関節

ももの付け根を引き上げるようにさする。続いて、下腹部を円を描くようにさする。

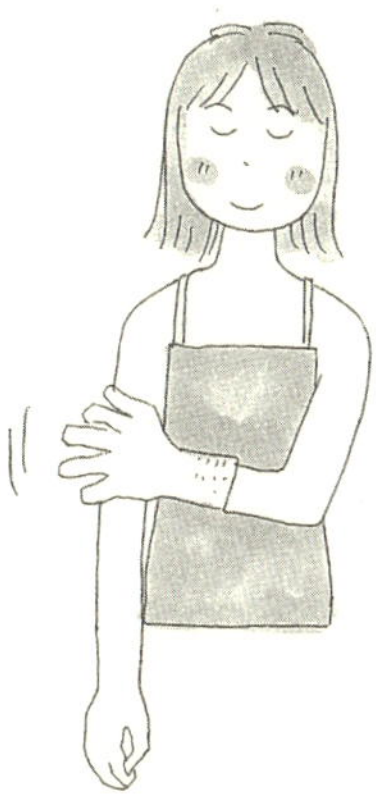

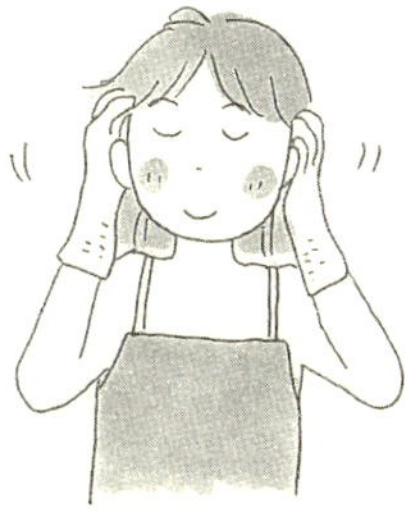

⑤首や耳

耳の後ろを両手で包むように、前に向かってさする。また、耳の付け根あたりから鎖骨に向かってさする。さらに、チョキをつくった指で耳をはさんで、首筋に向かってさする。

⑥腕と手首

交感神経が緊張していると腕の内側や筋肉が盛り上がっている部分が冷たくなるので、さすろう。脇の下あたりからさすっても気持ちいい。腕はラクに下ろした状態で。もんだり、ねじったりも、試そう。手首もまんべんなくさする。

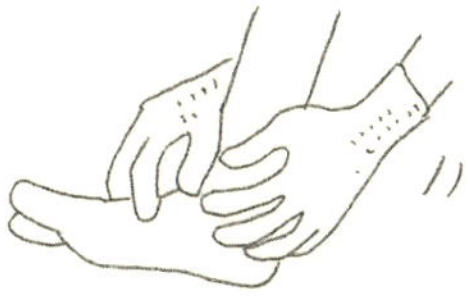

⑦足首と足指

かかとから足首のまわり、そして内側まで、よくさする。緊張している人は足の指も固まりがちなので、１本１本指の間を開いてさする。

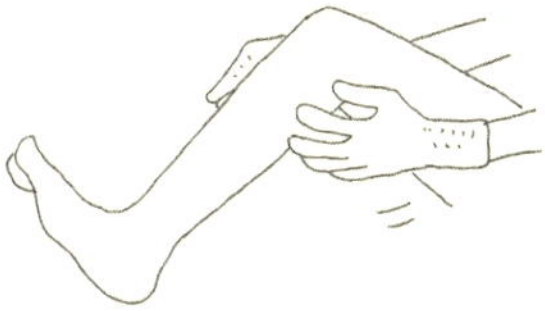

⑧ひざ

裏側までしっかりさする。入浴時には、ひざを伸ばしてさすってあげよう。

たつのゆりこ
東洋医学を取り入れて、お産から産後、母乳育児相談など妊娠出産をトータルケアする「お産の家 Be born」の院長。

お産の家 Be born
〒157-0072 東京都世田谷区祖師谷6-13-13
電話 03-5429-2860
FAX 03-5429-2861

インドはすごい！ アーユルヴェーダ

体質によって施術が違う

インドのリラックス法アーユルヴェーダ。興味ある人も多いでしょうが、いったいどういうことをやるんだろう？と謎めいた部分もありますね。そこで、わたしもアーユルヴェーダ初体験。東京・表参道でアーユルヴェーダサロン「プリーティ」を営む井上香津《かつ》子《こ》さんを訪ねました。

「アーユルヴェーダはインドの伝承医学で、若返り術です。オイルを使ったデトックス（体内の有毒な物質を排出する）が特徴。細胞の質を高め、新陳代謝や血行をよくするので、冷え性が改善されますよ。また、深いリラクゼーションを経験できるので、心のリラックスにも効果があります」

アーユルヴェーダでは人間のからだを小宇宙に見立て、自然界は空・風・火・水・地から成り立っていると考えるそうです。そして、次の3つに体質を分けて施術方法を選びます。ただし、どのタイプも年齢によって分かれるわけではありません。若い人でヴァータタイプもいれば、高齢の人でカパタイプもいます。

①ヴァータ（空と風）

老人のような性質と呼ばれ、関節がきしむ感じをもつ人が多い。絶えず風に吹かれているような冷えがある。

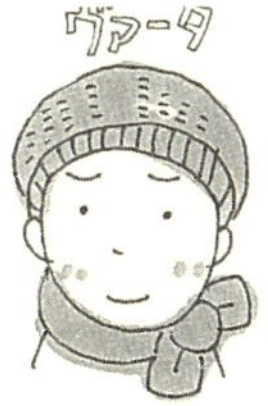
ヴァータ

オイルを多めに使うやさしいマッサージが向いている。冬を苦手とするので、冬はとくに念入りにあたためる。寒くて風の強い日は、頭をさらさないように帽子をかぶるといい。

②ピッタ（火と水）

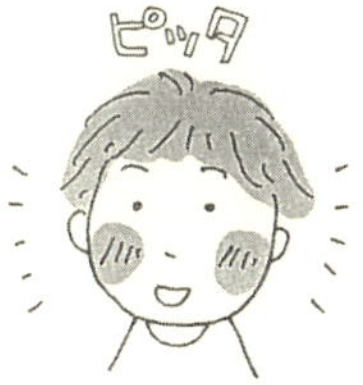
ピッタ

20～40歳代の平均的な体質といわれる。火のエネルギーがあるので、火照《ほて》りなどの熱をかかえている場合がある。大らかさがある反面、攻撃的な一面ももつ。

神経を鎮める作用のある、リラックス効果の高いマッサージがおすすめ。夏に弱いので、シロダーラでクールダウンするのもいい。

③カパ（水と土）

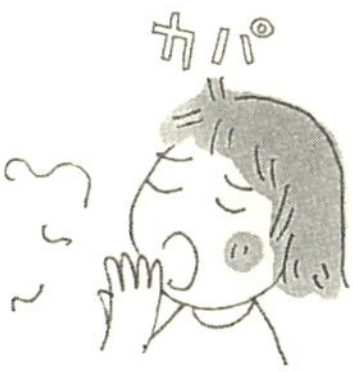
カパ

赤ちゃんや幼い子どものような性質。やさしさや包容力がある反面、怠惰になることも。春になると眠気やだるさを訴える場合がある。

カパのエネルギー＝水気を取り除くと、からだの重たい感じがすっきりする。オイルは少なめで、摩擦の強いマッサージのガルシャナがおすすめ。

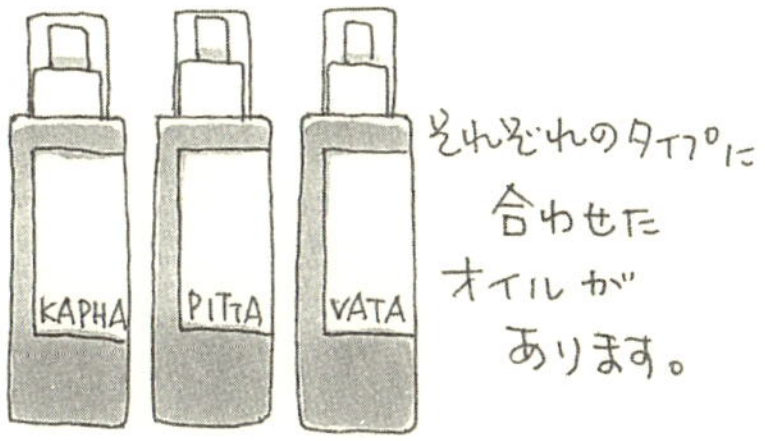
KAPHA
PITTA
VATA
それぞれのタイプに合わせたオイルがあります。

2人で3つのコースを受けてみました

わたしとイラストレーターのきわこさんで、アーユルヴェーダを体験。チェック表（表1）のあてはまる項目に印をつけ、もっとも多いものが、自分のタイプになります。わたしはピッタが入ったヴァータタイプ、きわこさんはピッタが入ったカパタイプでした。

「では、トリさんはオイル多めのやわらかいマッサージと、脳をいつも使っているようなので頭を休ませるシロダーラをやりましょう。きわこさんはガルシャナで刺激して毒素を出してから、よもぎ蒸しをしましょう。今回はこのコースですが、体質が同じでも施術は千差万別。季節や時間帯によっても方法を変えます。それぞれの希望や性質、体質を考えつつ、もっとも合った方法を探して行います」

シロダーラをやっているとき、遠くで井上さんときわこさんが話している声や物音が聞こえました。でも、二人はわたしが寝息を立てて眠っていたと言います。からだと頭（気持ち）が別々に存在しているような感覚がありました。夢を思い出そうと考えているのですが、思い出せない感じにも似ています。終わった後、晴れ晴れとして、とても軽い気持ちになれました。

きわこさんにも印象を聞いてみました。

「ガルシャナではけっこう激しくこすられるので、痛いのかと思ったら、終始気持ちよかったです。どんどんあたたまっていったところに、よもぎ蒸しで一気にどばーっと汗が

表1　アーユルヴェーダの体質チェック表

思考は	たくさん考えるが深みがない。実行より思考	正確で論理的、計画実行型	穏やかでゆっくりしていて急がない
興奮しやすいですか	大変しやすい	しやすい	しにくい
物事に動じやすいですか	大変動じやすい	癇にさわる	影響されない
物覚えは	早く表面的	応用が得意	遅いが深い
記憶力は	忘れやすい	普通	忘れにくい
消化は	不規則	強い	ゆっくり
食欲は	不規則	強い	弱い
一度にたくさんの食事は	食べられる時とそうでない時がある	食べられる	食べられない
好みの食事は	温かい食事	冷たい食事	乾燥した食事
ライフスタイルは	一貫性がない	忙しい、欲張って計画	安定していて規則的型
外出したくない日は	寒く、乾燥した日	暑い日	寒く、曇った日
睡眠は	浅く目覚めやすい	ぐっすり眠るが短い	深い、多く眠るのが好き
感情傾向は	びくびく、心配で不安	怒りっぽく、批判的	欲張り、所有欲が強い
便通は	不規則	規則的	ゆっくり排泄
便の状態は	硬い	軟便	大量
汗は	かかない	とてもかく	すこしかく
問題に対して	注意散漫、悩みやすい	イライラする、怒りやすい	落ち着いて確実にこなす
信念は	その時の気分次第で頻繁に変わる	行動を左右するような極端に強い信念	簡単には変えられない深く安定した信念
話し方は	早口、まとまりがない	鋭くはっきり、正確、きつい	ゆっくり、温かい、とつとつとしている
歩き方は	軽快、早い、せわしない	自己顕示的、しっかり	安定感がある、ゆっくり
関節は	飛び出ている。 ポキポキなる、堅い	柔らかい、均整がとれている	強い、大きい
歯は	不ぞろい、もろい	黄色い	白い、丈夫
白眼の色は	青、茶色	黄色、赤色	白色
眼は	小さい	鋭い目つき	大きく、澄んだ目つき
肌は	薄く乾いて黒ずんでいる、ひんやりした	柔らかく、光沢がある、温かい、そばかす、黒子	白い、冷たい
体温は	手先、足先がとても冷える	いつもポカポカ温かい	身体全体が冷たい
髪は	乾燥しやすい	細い、薄くはげやすい	濃く、量が多い
	ヴァータ度(空と風のタイプ)	ピッタ度(火と水のタイプ)	カパ度(水と土のタイプ)

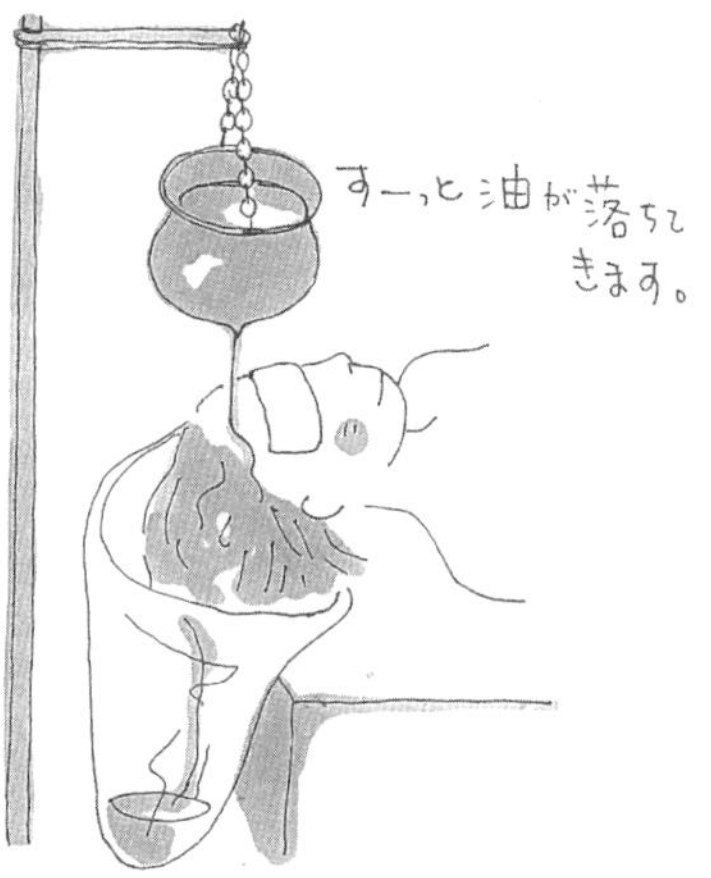
すーっと油が落ちてきます。

シロダーラ＜トリ編＞

脳へのオイルマッサージ。不規則な生活やストレスなどで疲れている脳をリラックスさせます。純度の高いゴマ油がタラタラと額に流れ続け、ストレス解消や精神的なやすらぎを得られるほか、集中力を高める効果があるそうです。頭痛や肩こり、眼精疲労の回復も期待できます。

ガルシャナ＜きわこ編＞

絹の手袋で足、腹、背中と全身を摩擦し、最後に頭をカシャカシャとマッサージ。きわこさんの背中の左側にあった盛り上がりが「こすられていくうちに平らになった！」と驚愕するトリでありました。井上さん曰く「毒素が出ていったから、平らになったのよ」とのことです。

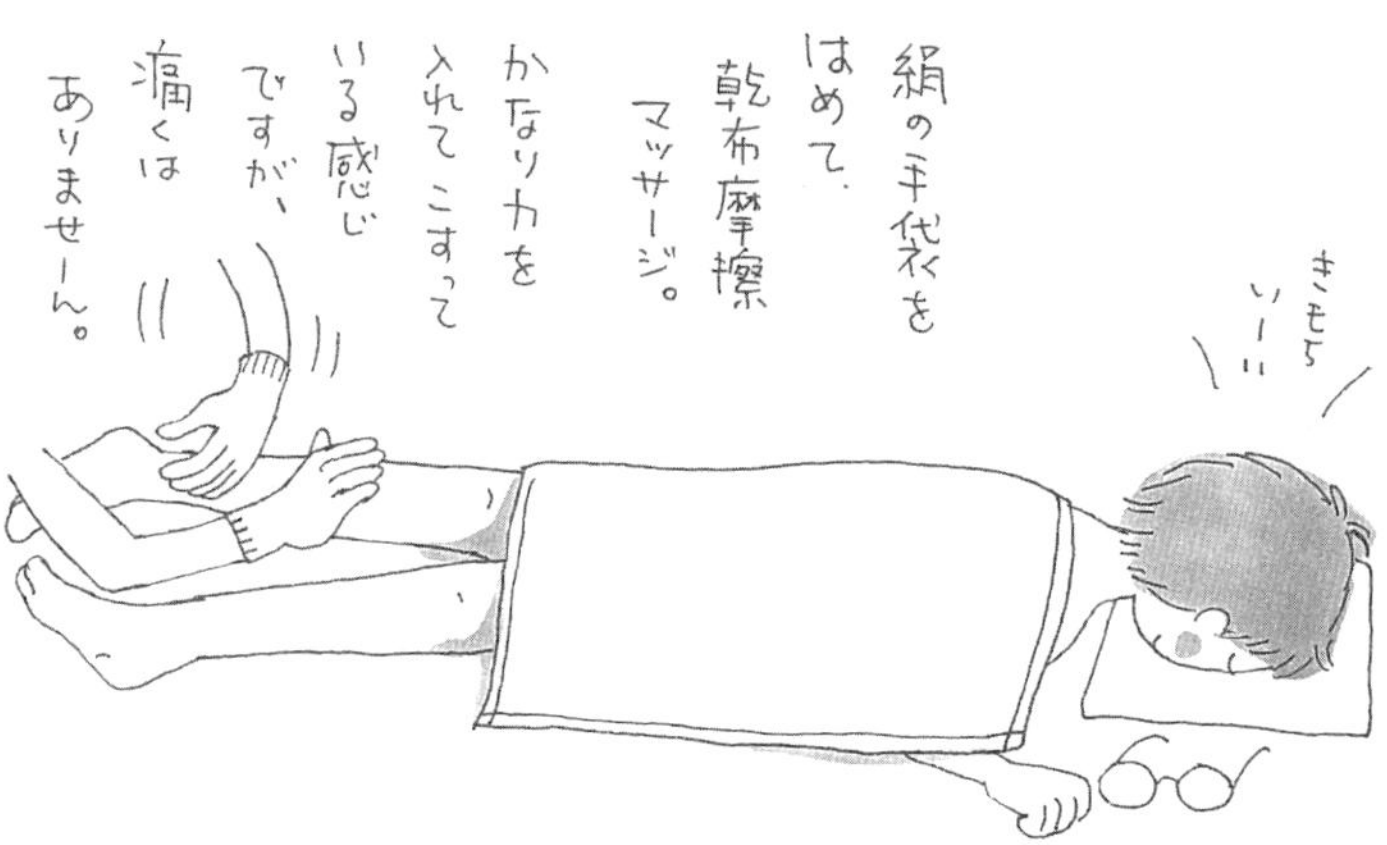
絹の手袋をはめて、
乾布摩擦マッサージ。
かなり力を入れてこすっている感じですが、
痛くはありませーん。
きもちいー!!

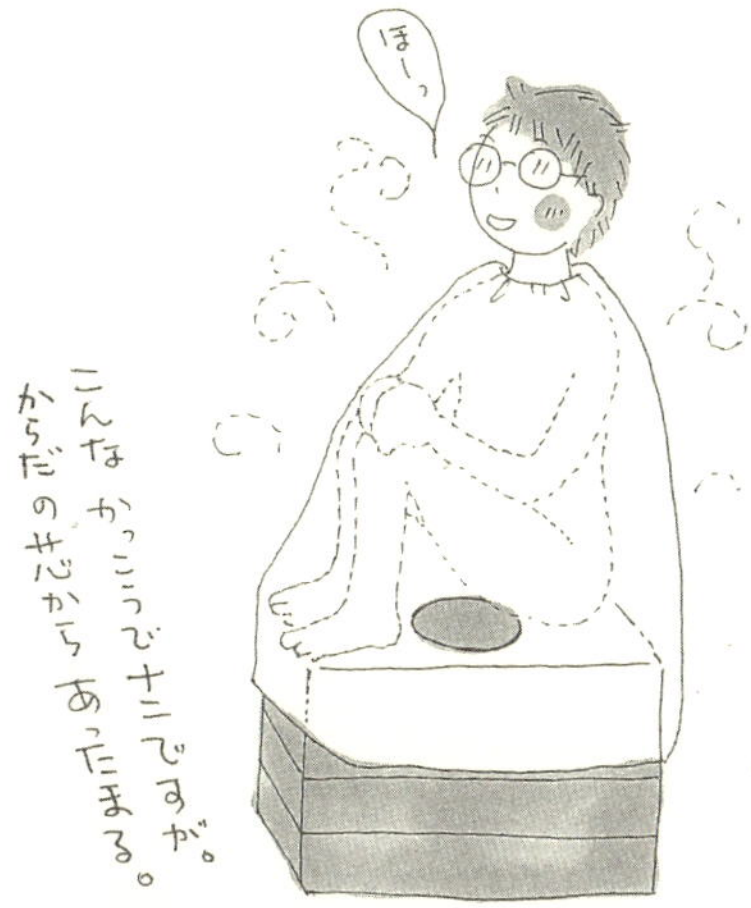
ほーっ
こんなかっこうでナニですが。
からだの芯からあったまる。

よもぎ蒸し（ハーブ温浴）＜きわこ編＞

桃の葉、柿の葉、紅花、よもぎなど９種のハーブを入れて沸騰した湯気が、股間にあたるようセットされた椅子に座る。ポンチョを上からすっぽりかぶって座っているので、徐々に汗ばみ、最後は汗だくになる、きわこさんでした。韓国で行われているよもぎ蒸しと同じです。婦人科系疾患が予防・改善でき、もちろん冷えにも効くそうです。

出ました。でも、イヤな汗ではなくサラサラの汗です。激しい運動後のような疲労感はなく、さわやかでスカーッとした気持ちになりました」

井上さんおすすめの白湯《さゆ》

「デトックスをした後、ふだんの生活でもおすすめなのが白湯」と井上さんのイチ押しです。ふつうの水道水を15分ぐらい沸騰させると、まろやかな口あたりの白湯になります。飲みやすくて、水分補給にもぴったり。わたしもきわこさんもすっかり気に入り、毎日飲んでいます。

井上香津子

プリーティ代表。本場インドでパンチャカルマの治療を自ら体験し、講義を受け、アーユルヴェーダの知識と技術を日本でも活かしている。

プリーティ（女性限定）
〒150-0001 東京都渋谷区神宮前4-8-17 ラミアール神宮前101
電話 03-3403-7573
FAX 03-3403-7572
営業時間＝月曜～金曜12時～21時、土曜・日曜・祝日10時～19時
定休日＝火曜

ツボとハリの不思議

ツボを押して効くかどうかは状態による

ツボのことがわからない。最初にこう書いたら、びっくりしますか？

ツボに関する本は、かなりたくさん出版されています。ツボを刺激する治療法のハリやお灸《きゅう》も盛んです。本を見ると、足ツボとか耳のツボとかたくさんのツボがあります。とはいえ、胃に効くツボとか目にいいツボなどを試してみたけれど、効いているのかどうなのか、なんとなくはっきりしない。そんな経験をもつ人も、少なくないのではないでしょうか。

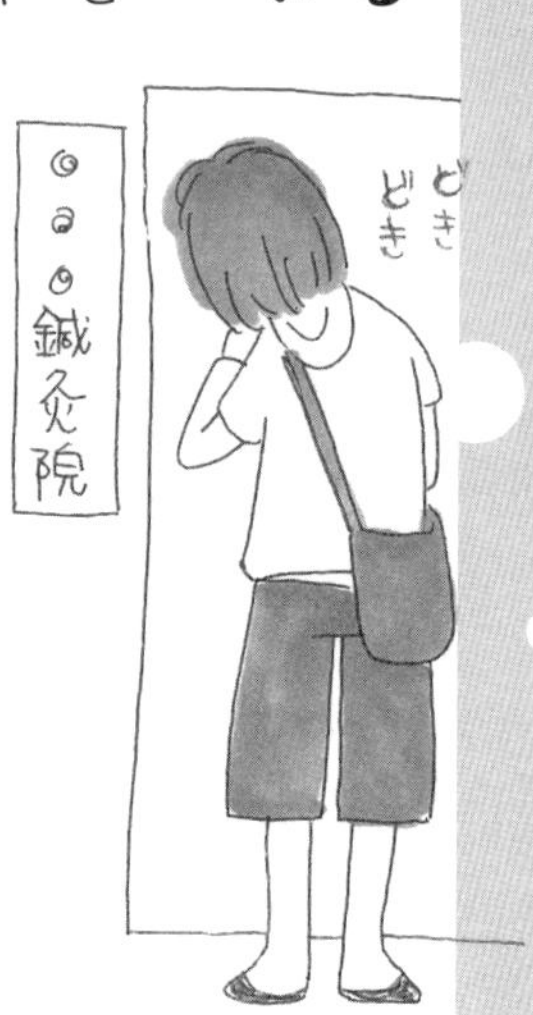

ツボという言葉は、日常生活でもよく使われます。たとえば、「ツボにはまる」とか「ツボを押さえている」というように。広辞苑には「ここと見込んだ所。ずぼし。急所。要点。かんどころ。灸をすえるべき場所」と書かれていました。

ハリやお灸に代表されるツボを使った医療は、古代中国で発展したものです。経絡《けいらく》という体内の気と血を運ぶ線があり、その上にツボが存在すると考えられてきました。でも、ツボの数や場所は、長い歴史をとおして必ずしも一定ではありません。時代や本によって位置が違うのです。現在は約360のツボがあるとされていますが、これからも変わる可能性があります。臨床経験を重ねると、有効なツボが発見されていくでしょう。

ツボは「やってみて効いた」というのが一番の証拠のようです。しかし、これまた一概にはいえません。ハリを打つ技術によって効き具合は異なるし、受ける側の体質によってもまったく違う結果が出るからです。『ツボに訊け！』の著者で、自らも鍼灸師である寄《より》金丈嗣《かねたけつぐ》さんは、こう言います。

「『このツボを押せば、ここにいい』と短絡的には言えない。その人の状態にもよるし、ぼくが押すツボと他の鍼灸師が押すツボでは位置も少し違うし、力加減も変わるから」

からだの不調の原因も、長年の体質なのか、ストレスなどで急に起きたのかなどによって異なります。本を見て、「そうか、このツボを押せばいいのか」とやってみても効果が出ない場合があるのは、当たり前かもしれません。

治療院のココをチェック

自分でできないなら、どうすればいいか。それは腕のいい鍼灸師を探すことです。

でも、これまたむずかしい。鍼灸院はたくさんあります。どこを選んでいいのか見当もつかない。そこで、寄金さんに治療院の見分け方を聞きました。
①ホームページがあれば、どんな治療を誰が(いくらで)するのかが明確に書いてあるこ

と。要は鍼灸師の顔が見えるかどうか。
②自分と同じような体質の人が行って「効いた」というところに行くこと（同じ治療方法でも、体質によって向き不向きがある）。腕のいい鍼灸師は宣伝しない場合が多い（必要がないから）ので、口コミが一番。
③どんな鍼灸師にも得手不得手がある。苦手な分野では他の治療院を紹介してくれる人物がおすすめ。

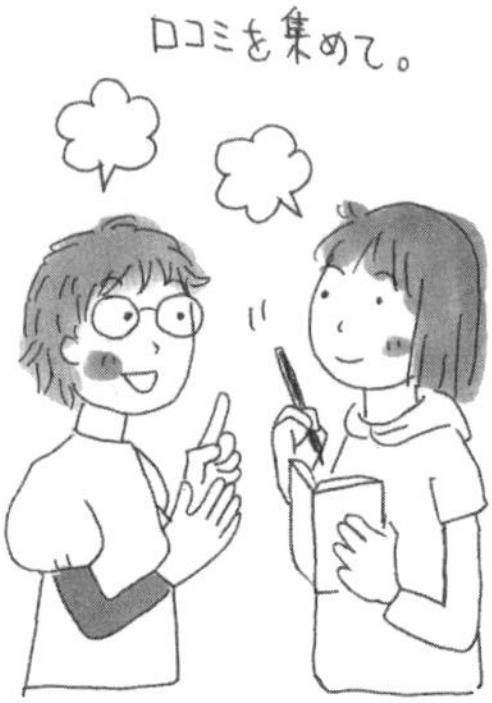

そして、寄金さん曰く「ハリやお灸は、効く人には効きます」。この言葉を信じて、興味のある方は自分に合うマイツボ療法を見つけてください。

寄金丈嗣
鍼灸師。鍼灸を中心とした伝統学術の出版社・六然社主宰。編集者・ライターとしても活動している。
著書に『ツボに訊け！——鍼灸の底力』（ちくま新書、2008年）がある。

ツボをあたためよう

お灸や整体、ハリ治療などでマタニティケアをしている、妊婦さんに人気の治療院「ヒーリングゆう」。ここで、院長の藤田恵子さんに、お灸をしてもらいました。場所は日ごろ目の行き届かないお尻です。お灸はツボにじかに置くので、やっているそばから、じわーっとあたたかくなります。

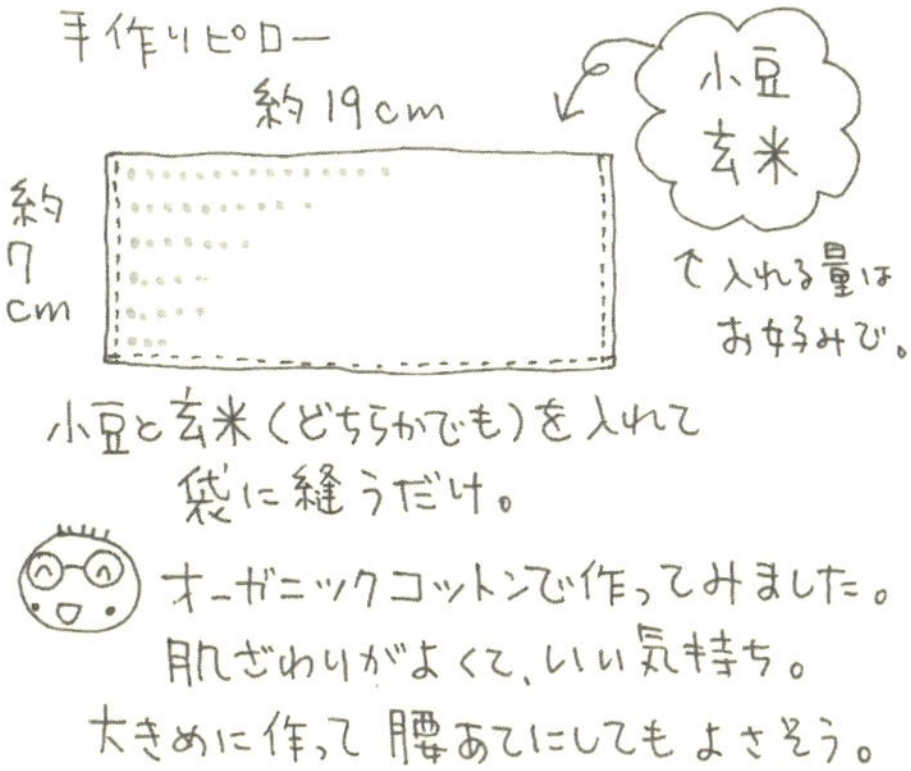
手作りピロー
約19cm
約7cm
小豆
玄米
で入れる量はお好みで。
小豆と玄米(どちらかでも)を入れて袋に縫うだけ。
オーガニックコットンで作ってみました。
肌ざわりがよくて、いい気持ち。
大きめに作って腰あてにしてもよさそう。

自分でできるワンタッチお灸も売られていますが、低温火傷をする可能性があるので、慣れていない人はプロにおまかせするほうがいいでしょう。

藤田さんには、小豆と玄米入りピロー(小さな簡易枕)の作り方も教えてもらいました。からだ

ヒーリングゆう
〒156-0055 東京都世田谷区船橋 1-9-18 ファミリオ910 203号室
電話 03-5426-1361
営業時間＝10時〜21時(最終受付 20時)
定休日＝不定休

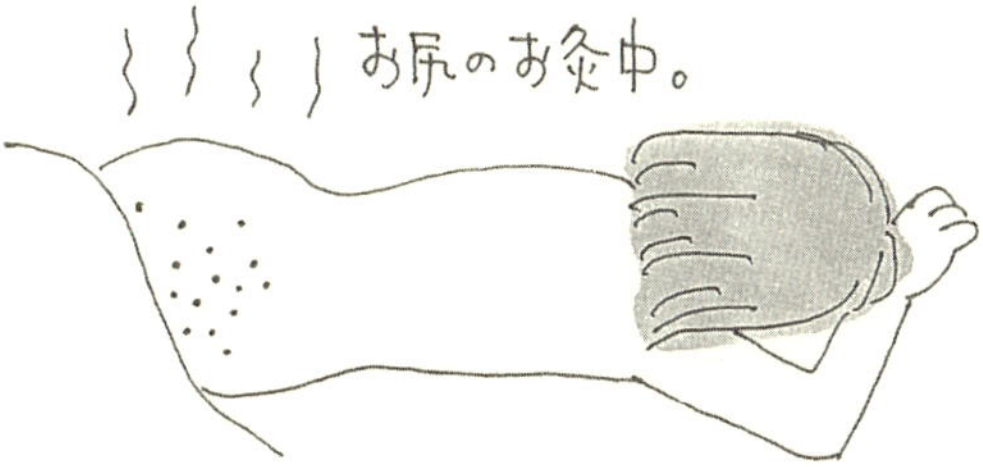
お尻のお灸中。

をあたためるときに活躍します。作り方は簡単。小豆と玄米を木綿の袋に入れて、あたたかいお風呂のふたなどに置いて、あたためるだけです。

袋の大きさは自由。ほどよい水分を含む豆類は湿熱があり、効果的です。冷やして目の疲れをとるのにも使えます。

自分でツボをあたためてみる

お灸はむずかしい、ツボを的確に押す自信がないという人でも、「だいたいここかな」と思うあたりをあたためることならできそう。冷えているなと思ったら、湯たんぽやカイロをハンカチなどでくるんで、あたためてみましょう。さすったり押すだけでも、かまいません。

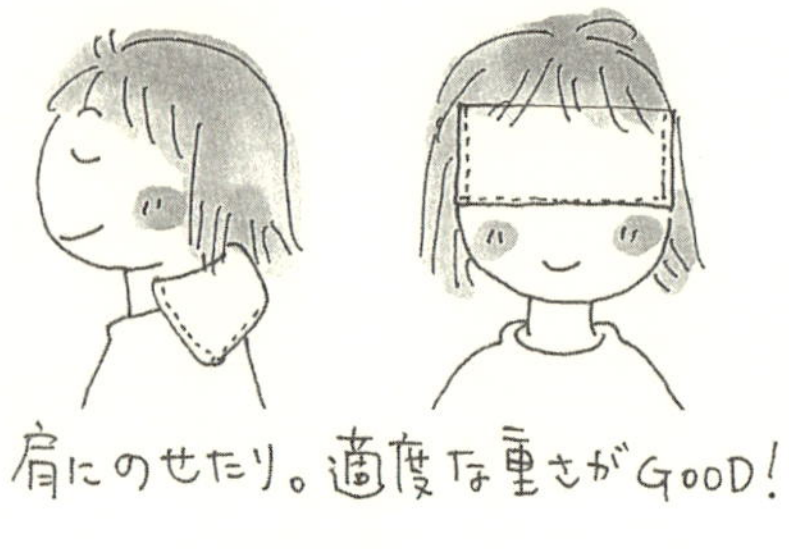
肩にのせたり。適度な重さがGOOD!

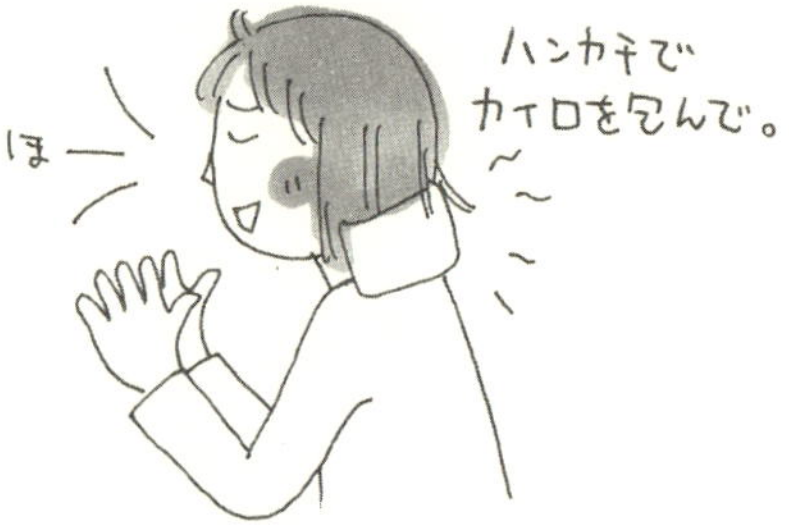
ハンカチで
カイロを包んで。
ほー

①腰まわり
尾てい骨のちょっと上、仙骨のまわりをあたためましょう。腰が冷えると腰痛につながり、ひどくなると足のしびれや痛みにもつながるとい

われます。腰はからだの要の大切な場所です。とくに、女性にとっては子宮もあり、冷えると生理不順や生理痛、便秘の原因になるといわれています。腰まわりは、こうした症状に効くとされる関元愈《かんげんゆ》や膀胱愈《ぼうこうゆ》などのツボが集まっているところです。

②お腹まわり

お腹が冷えると腹痛になったり、下痢や便秘、生理痛を引き起こします。おへその下にあるツボの関元《かんげん》愈や水《すい》道《どう》付近をあたためましょう。お腹があたたまると、胃腸の調子もよくなりますよ。

③足まわり

足の冷えを意識するのは、どんなときですか？　わたしは寝る前が一番気になります。足が冷たいと、なかなか寝つけません。

眠れないときに足浴をすると、わたしはすーっと寝つ

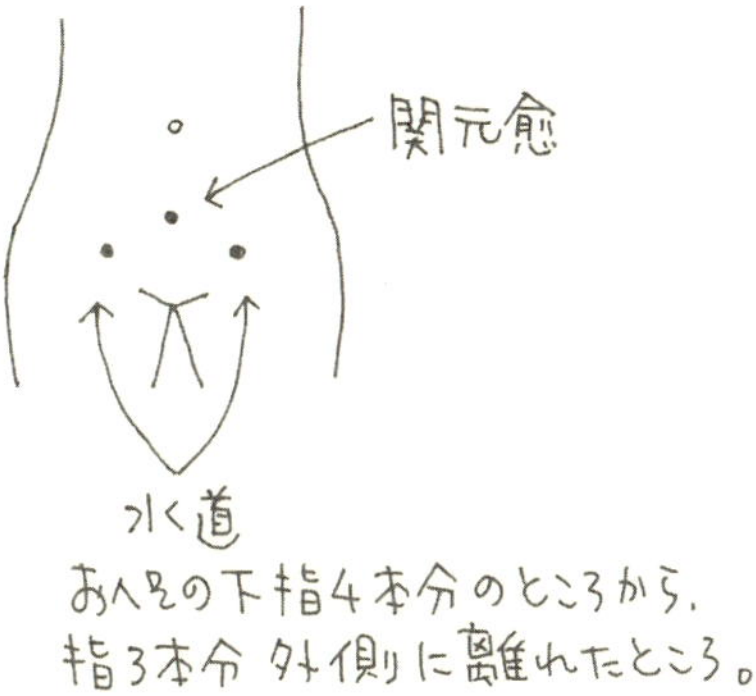
関元愈
水く道
おへその下指4本分のところから、
指3本分外側に離れたところ。

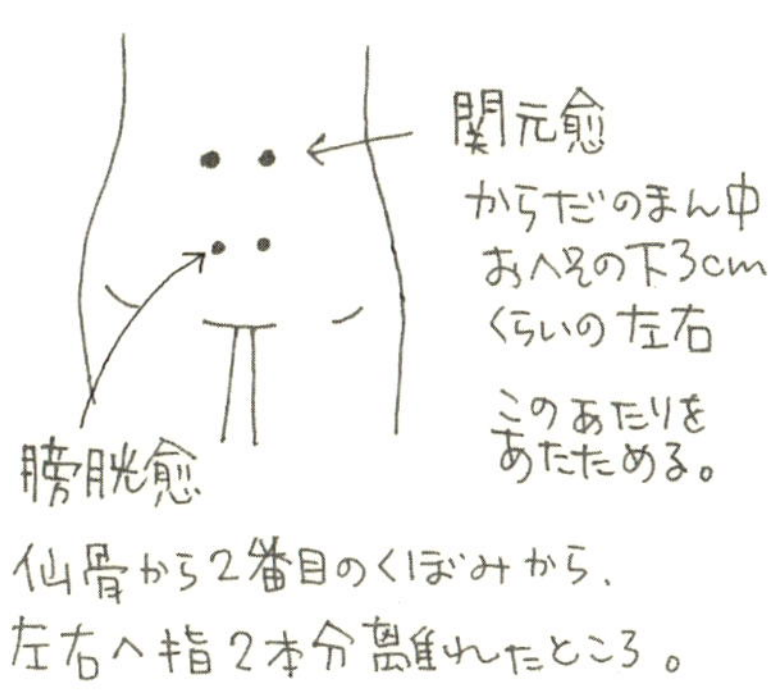
関元愈
からだのまん中
おへその下3cm
くらいの左右
このあたりを
あたためる。
膀胱愈
仙骨から2番目のくぼみから、
左右へ指2本分離れたところ。

けます。眠るときには交感神経が副交感神経に切り替わり、体温が上がって自然と入眠態勢に入るのですが、足が冷えていると、その態勢が整えられません。よく眠れるようにするためにも、足の冷えを防ぎましょう。

内くるぶしの上部にある三陰交《さんいんこう》の周囲をレッグウォーマーやカイロであたためてみてください。三陰交は女性の特効ツボとも呼ばれ、生理不順や生理痛に効果があるといわれています。

また、手っ取り早いのは、たとえ10分でも早足で歩くこと。足の血流がよくなり、冷えの予防になります。自宅や目的地のひとつ手前の駅で電車を下りて歩くなど、生活のなかで工夫してみましょう。

④手のまわり

手の冷えは足ほど深刻ではないと思われるかもしれませんが、わたしの場合はけっこう気になります。というのも、気がつくと、手が氷のようにキーンと冷た

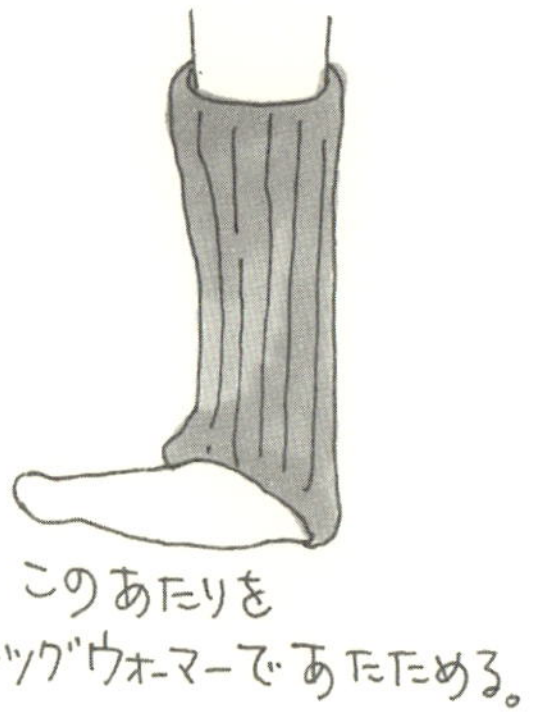
このあたりを
レッグウォーマーであたためる。

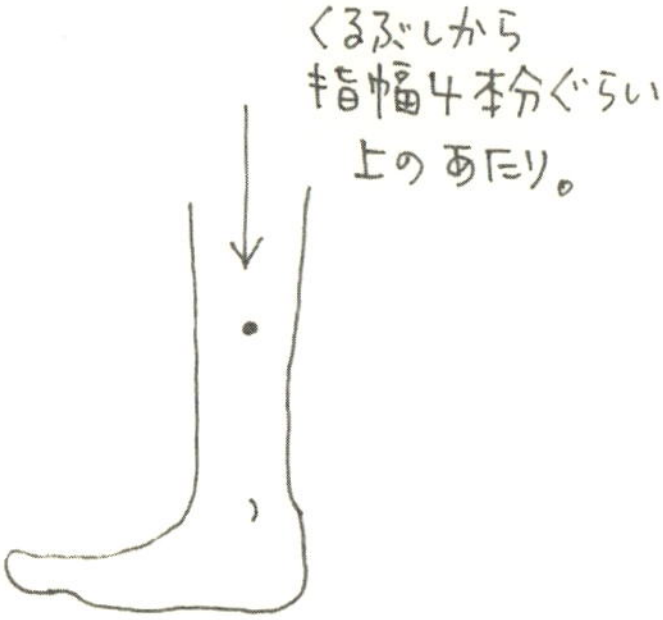
くるぶしから
指幅4本分ぐらい
上のあたり。

く固まっていることがあるからです。とりわけ、パソコンを長時間打った後に起こりがちで、「これはマズイぞ」と思うほど冷たいのです。

そんなときは、鎖骨の下あたりにある中府《ちゅうふ》というツボ付近を押したりさすったりしてみます。自分を抱きしめるような動作で肩のあたりもほぐしてあげると、気持ちいいですよ。

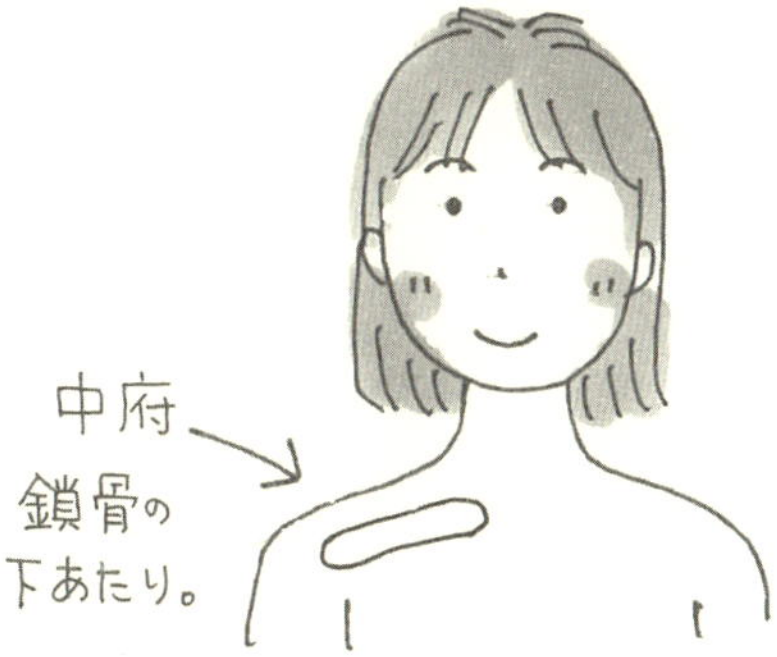

③湧泉《ゆうせん》

足の裏にある土踏まずの真ん中よりやや上のツボ。足指を内側に曲げたときにくぼむあたり。強めに押したり、もんだりする。あたためてもよい。

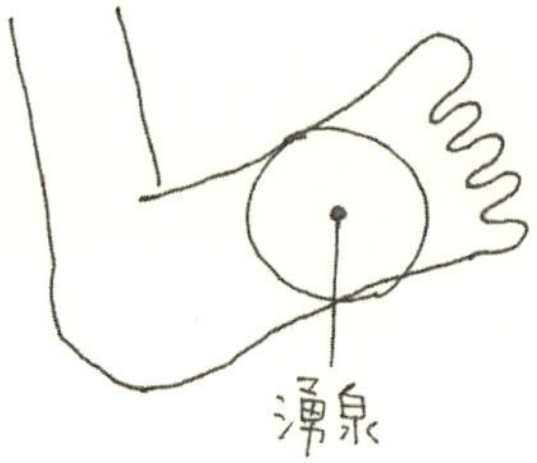

④井穴《せいけつ》

手の指のツメの生え際のわきにあるツボ。指ではさんで引っ張ったり、押したり、もんだりする。

⑤指間穴《しかんけつ》

手の甲側の指のあいだにあるツボ。やはり、はさんだり、押したり、もんだりを繰り返す。

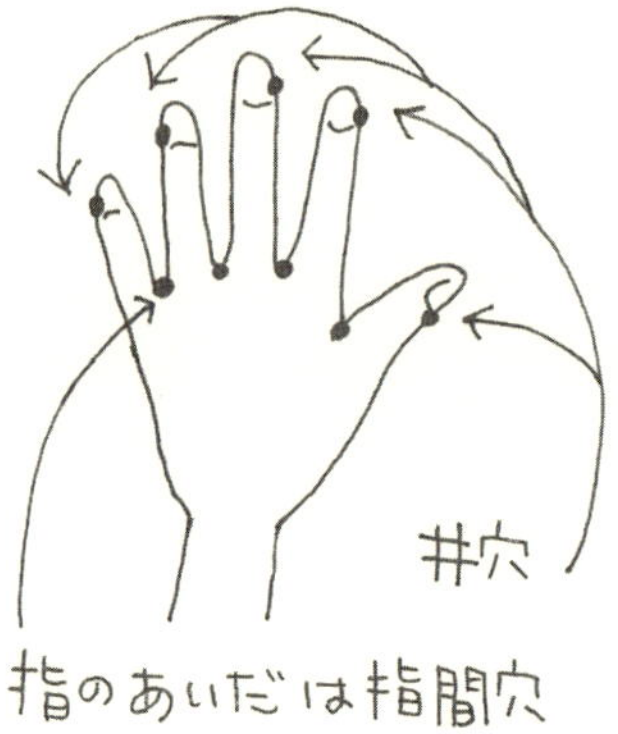

冷えに効くといわれる万能ツボ

①八風《はっぷう》

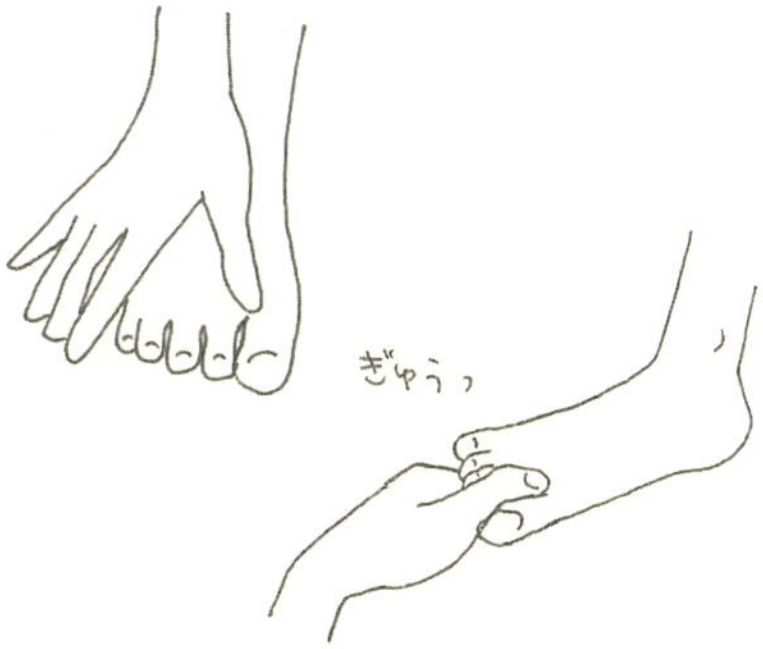
ぎゅうっ

足の甲側、５本の指の間（また）にある４つのツボ。手の指でまたをはさみ、強めに押す。さらに、足の先に向かって引っ張り、ぱっと指を離す。指と指のあいだをさするのもよい。足先がホカホカしてくる。両足の４つのツボすべてで行う。

② 中封《ちゅうほう》

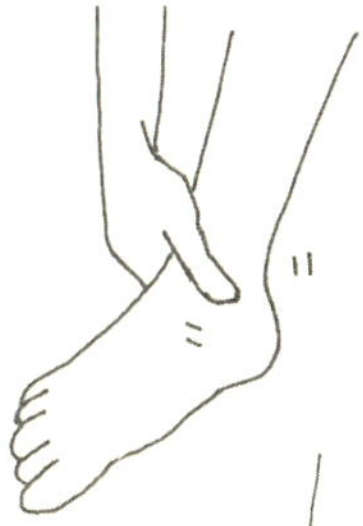

内くるぶしから1㎝ほど前のくぼみ部分のツボ。軽く押したり、こする。このほか、ふくらはぎや足首には、太谿《たいけい》や築賓《ちくひん》などからだをあたためるツボが集まっている。ただし、ツボを探し当てるのはむずかしいので、レッグウォーマーやカイロを使って、足首のまわりを集中的にあたためよう。

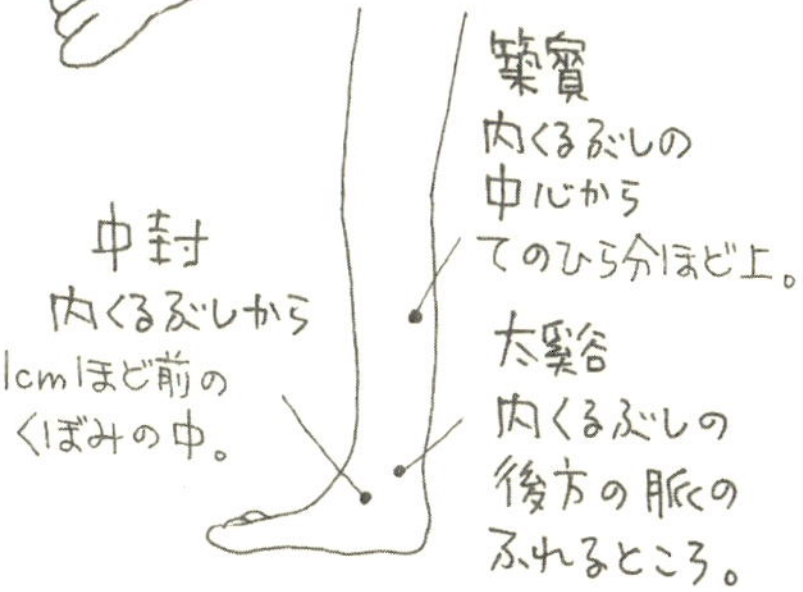
築賓
内くるぶしの
中心から
てのひら分ほど上。
中封
内くるぶしから
1cmほど前の
くぼみの中。
太谿
内くるぶしの
後方の脈の
ふれるところ。

断食ですっきり

初めは少しびくびく

乾布摩擦の取材でお邪魔した、たつのゆりこさんに「心身ともに疲れて冷えているようなので、からだをいったんリセットしたら？」とアドバイスいただき、おすすめの断食道場「やすらぎの里」（静岡県・伊豆高原）に向かいました。私が選んだのは、土曜と日曜を利用した「プチ断食コース」です。

「土曜の朝は、固形物は食べず、お茶やお水などの水分だけ摂って来てください」とのこと。断食なんてやったこともないし、お腹がすいて大変かも。「できるの？わたしに～」と、少しびくびくの心境でした。

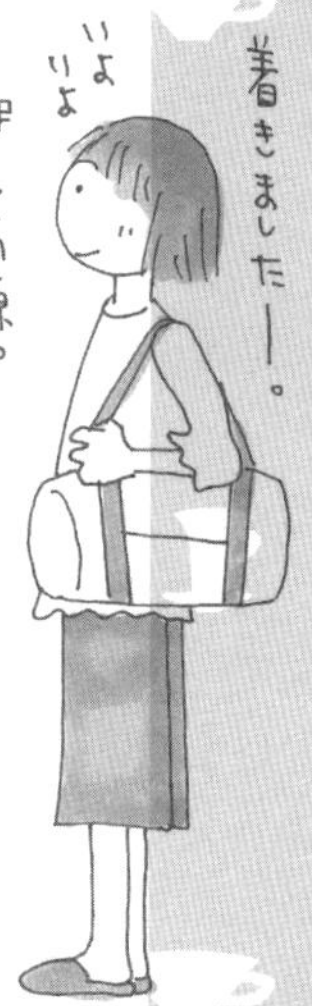
いよいよ
伊豆高原。
着きましたー。

東京都心から電車で約3時間。伊豆高原駅からてくてく40分くらい歩いたでしょうか（土曜・日曜は送迎バスもあります）。閑静な別荘地・浮山《うきやま》温泉郷の中に、やすらぎの里はありました。木を基調にした、一見和風旅館のようなたたずまい。2階の1人部屋の窓からは海が見えます。

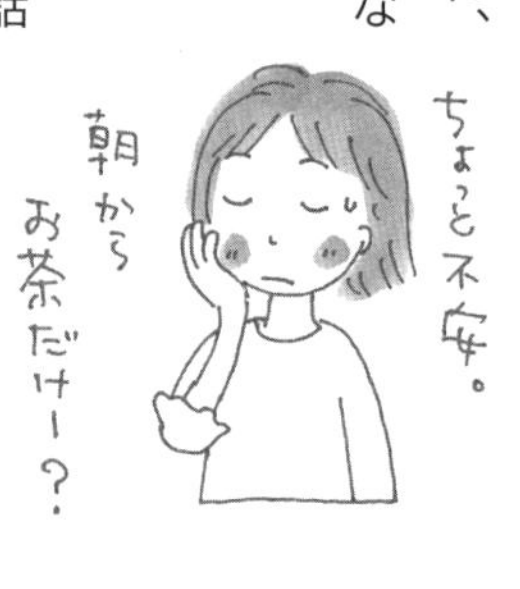
ちょっと不安。
朝から
お茶だけー？

抜くのは2食だけ、半断食コースもあり

まずは、代表の大沢剛《つよし》先生の面談。これまでのからだの状態を話

した後で、体脂肪を測定し、自律神経の検査をしました。これは良導絡検査といって、手首のまわりにある内臓のはたらきを示すツボにごくごく弱い電流を流します。わたしの場合、とくに乱れていたのが肝臓と腎臓でした。

続いて、ベッドでマッサージや漢方の伝統的なカッピング治療を受けます。カッピングとは背中に吸い玉を吸着させ、血液中の老廃物を浮き上がらせるというもの。毒素が多いところほど赤く出るそうです。

「お、出た出た」と、なぜかうれしそうな声の大沢先生。お風呂に入ったときに鏡で見ると、両肩にくっきりと赤い模様が出ていました。

それからは「自由にしてください」と言われ、館内の温泉や屋上の露天風呂にひとしきり入浴。ちょうど桜の季節で、山がきれいだったので、海を背景に写真を撮りまくりました。思っ

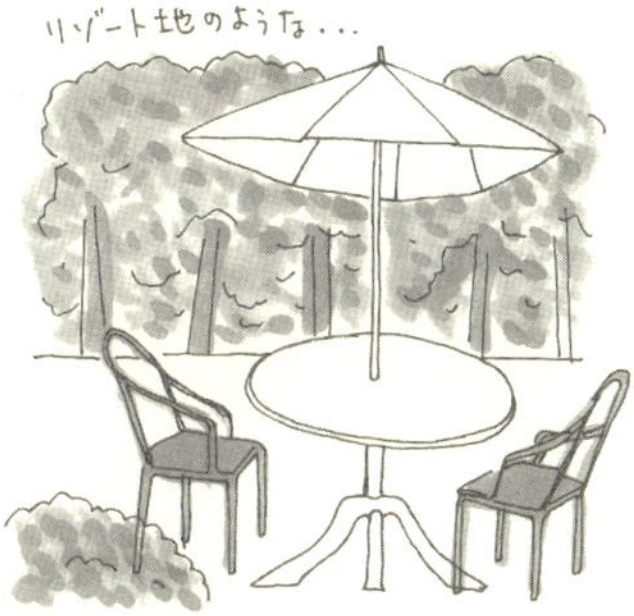
リゾート地のような…

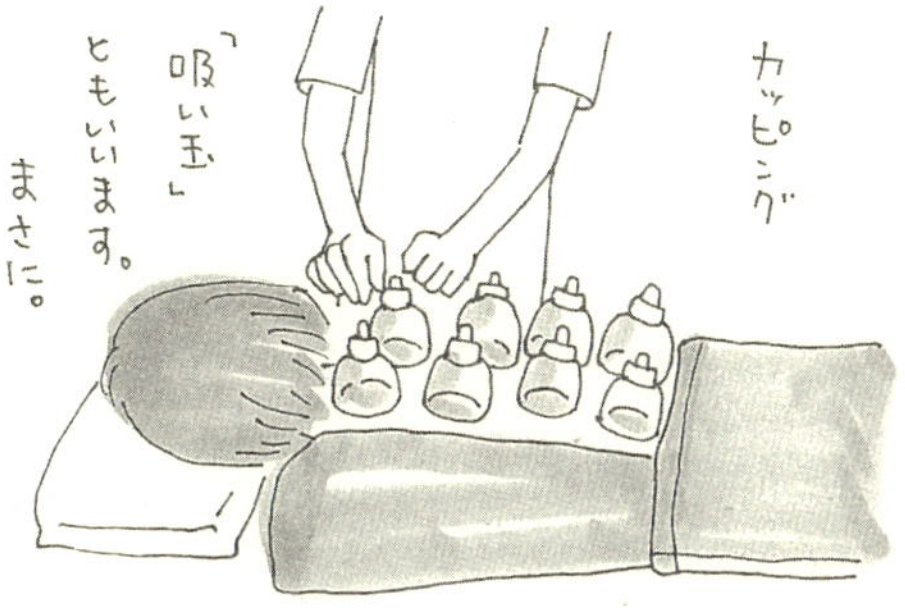
カッピング
「吸い玉」
ともいいます。
まさに。

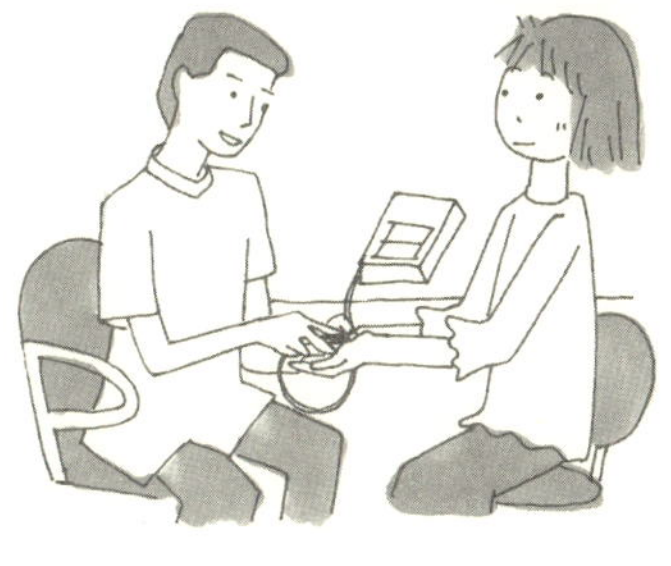

ていたほど空腹感は感じません。いつ飲んでもいいと言われたほんのり甘みのある生姜湯やお茶を飲んで、過ごしました。

5時からは大沢先生によるヨガ指導です。さっき面談でお会いしたときとは雰囲気が違う感じ。からだがとても柔らかく、背中に1本芯が通っているようなきれいな姿勢で、うらやましいかぎりです。

6時からは夕食の時間。プチ断食コースでは夕食を食べられます。ほんとに軽い断食でした。でも、私のように顔色が青白く、いつもエネルギッシュな感じのしないタイプは、こうした軽めから始めるのがちょうどいいのだとか。「あなたみたいな人は、食事を2日抜いたら、フラフラしてしまうんだよね」と大沢先生。

夕食のメニューは、玄米粥、梅干、お麩と豆腐の煮もの(汁はスープ代わり)、じゃがいもの煮も

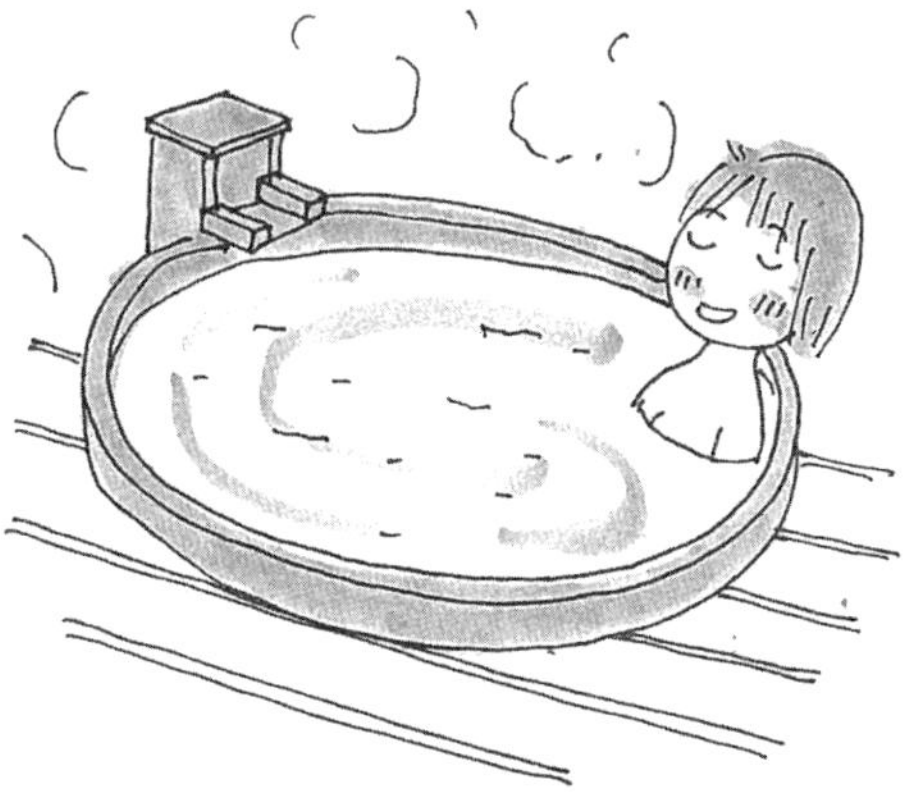

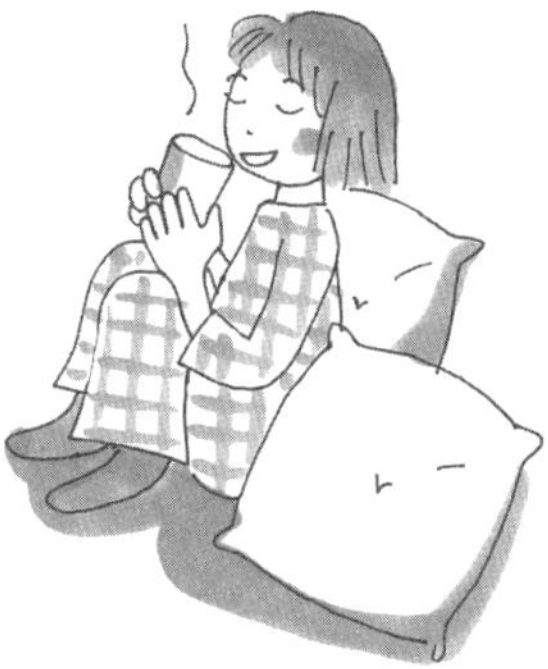

のとけっこうな量があり、お腹いっぱいに。この後でもう一回お風呂に入り、なんと9時前には寝てしまいました。ぐう。

胃腸の弱い人や断食に不安のある人向けには、穀物と野菜中心の軽い食事を摂る半断食コースや自然食コースもあります。虚弱な人は、かえって半断食のほうが体質改善に効果があるそうです。「だれでもできるとは限らないですもんねえ」と、妙に納得してしまいました。

悪い食習慣を絶つ効果あり

翌朝は6時半に、大沢先生がご自分で行なっているヨガに自由参加。からだを目覚めさせるために、昨晩よりもからだを動かします。7時半からはみんなで気功の体操。中国の朝みたいです。9時から朝食。これもまた、かなりの量が出ました。玄米粥、こんぶとさつまいもの煮もの、かぶと小

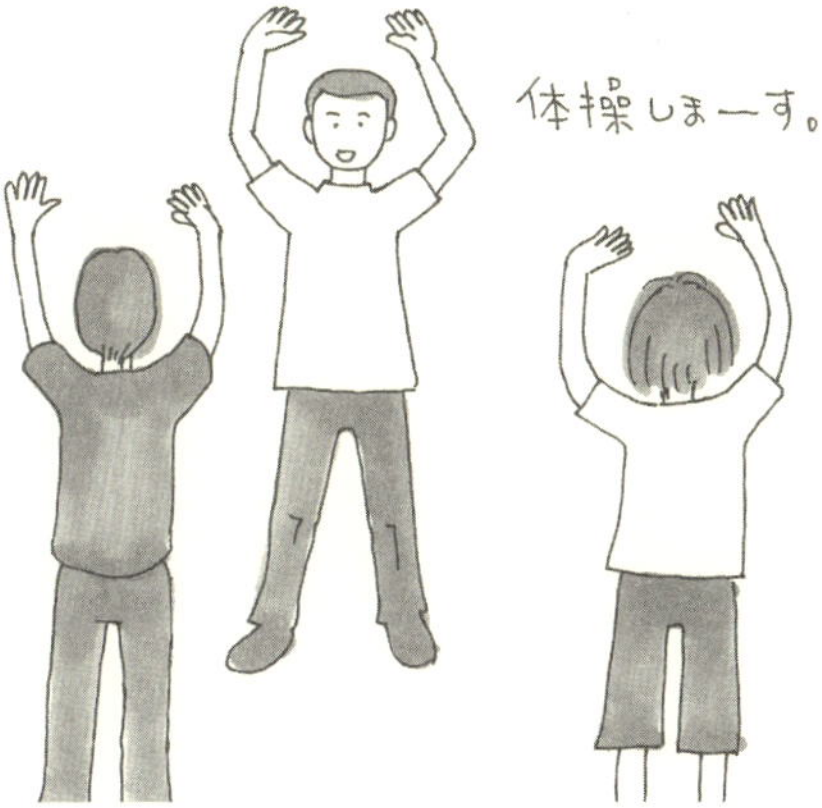
体操しまーす。

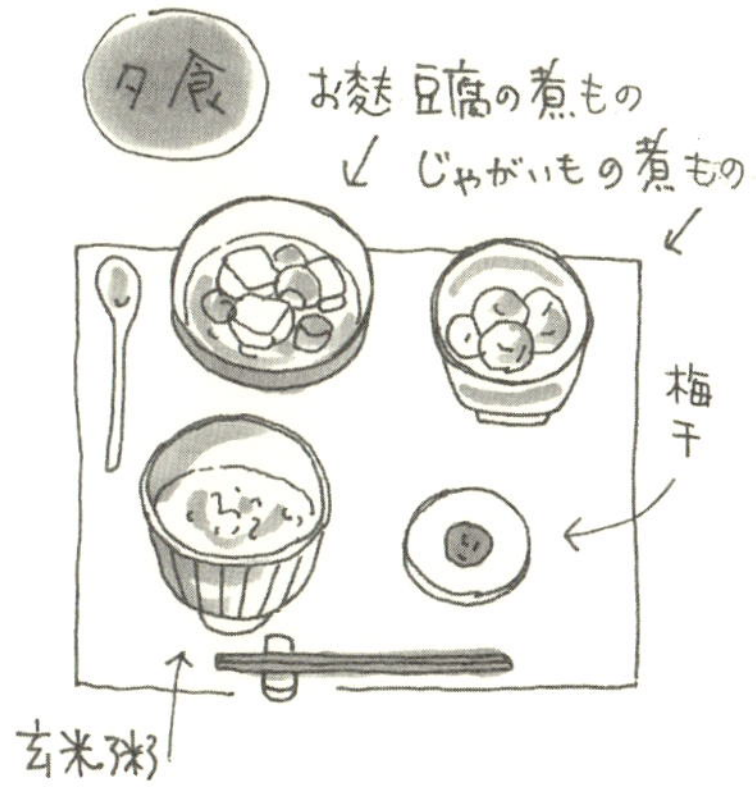
夕食
お麩豆腐の煮もの
じゃがいもの煮もの
梅干
玄米粥

松菜の味噌汁、水菜の和えもの、みかんです。

参加していたのは10名前後で、男性が3人。女性たちは、ダイエット、冷え性の改善、体質を変えたいなど、目的はさまざまです。男性は「メタボを治したい」「ストレス解消」と自ら来た方もいれば、奥さんにすすめられて来た方もいました。

プチ断食を終えて気づいたことがあります。たった2食抜いただけですが、食べものの嗜好が少し変わったのです。以前はストレスがたまると、ついスナック菓子や甘いものを食べていましたが、断食から帰って以後はあまり食べていません。味の好みが変わったというより、からだが受けつけなくなった感じです。

「断食は悪い食習慣を絶つ効果あり」と感じました。からだを冷やすものをつい食べてしまう人には、いいリセットになると思います。

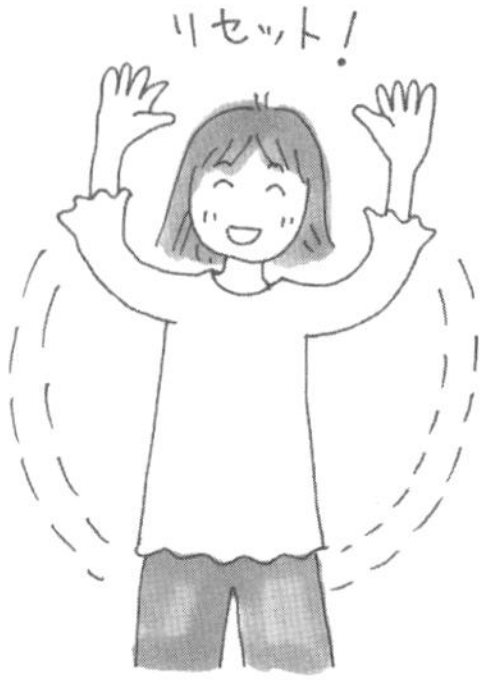

大沢剛
やすらぎの里代表。治療、リラクゼーション担当。著書に『「きれい」への断食セラピー』(講談社プラスアルファー文庫、2005年)、『からだ・メンテナンス』サンマーク出版、2003年)ほか多数。

やすらぎの里
〒413-0232 静岡県伊東市八幡野1741-49
電話 0557-55-2660(受付9時〜21時)
FAX 0557-55-2661

ひとつにまとめるヨガのちから

心とからだを見つめ直す

女性たちに人気の高いヨガは、冷え性の改善にも無視できません。本来のインドの伝統的ヨガにはいくつもの宗派があり、思想、修行、瞑想などの精神統一と目的もさまざまです。ただし、日本で人気が高いのは、健康法のひとつとして受け入れられたからではないでしょうか。

ヨガについてうかがったのは、呼吸法でも紹介したアートオブリビングの講師であるディネッシュ・カシカール先生です。インド南部タミール・ナードゥ州チェンナイの旧家に生まれ、小さいころから自然に古代の知恵を学んできました。現在は世界各国でヨガを教え、とても人気の高い先生です。

「サンスクリット語で、ヨガは「統一する」という意味があります。私たちは、友だち、家族、仕事などいろいろな場面でいろいろな自分をもちますが、これがストレスの原因ともなるのです。また、わたしたちの記憶は過去や未来、そして現在を行ったり来たりします。将来に対して不安をもったり、過去を悔やんだりというように。この「あちこちに飛んでしまういろいろな自分」を統一するのがヨガです。心やからだの状態をひとつにまとめ、現在の自分を見つめることによって、得るものがあります」

ちょっとむずかしい説明ですが、自らの心とからだを見つめ直すと考えればいいのではないでしょうか。以下、カシカール先生のお話を紹介しましょう。

崩れたバランスを取り戻し、神経を落ち着かせる

「毎日の生活で私たちは、絶えずバランスを崩しています。たとえば、右利きの人は右手でしか字を書きません。座るときや立っているときも、右や左に傾いています。ちょっとした動作でも、実はバランスを崩しているのです。これを止めることはできませんが、ヨガは崩したバランスを戻す助けにはなります。

昔の人間は、ヨガをしなくても十分からだを動かしていました。手を使って洗濯したり、火をおこして煮炊きをしたり、機械に頼る生活ではありません。こうした日常の仕事が、内臓へのほどよいマッサージになっていました。

でも、いまはどうでしょうか。ボタンひとつで洗濯もできるし、食べものもあたためられます。長い時間パソコンの前に座り、指しか動かしません。からだを動かさないから、内臓も活発にはたらきません。だから、ヨガが大切になります。ヨガによって、からだの器官を正常な活動に導けるからです。

しかも、からだだけではありません。ヨガには神経を落ち着かせる作用もあります。からだを動かす指示を出すのはマインドです。マインドとは、脳と精神（心）を指します。マ

インドとからだはつながっていて、心がよくなれば、必然的にからだもよくなります。逆に心が混乱していれば、健康を害したり、からだによくないことが起きるのです。ヨガはからだのすべてのシステムのバランスを取り戻すので、冷えも改善されます」

自分のからだと心の声に従う

「太陽は毎日昇り、沈みます。これは、わたしたちの呼吸と同じリズムです。だから、ヨガに加えて呼吸法をマスターすれば、心身にとってこれほどよい状態はありません。

幸せなとき、呼吸は深くゆっくり行われ、悲しいときは小さな吐息になります。人間だれしも、気持ちが沈んでいるときもあるでしょう。でも、呼吸法を学んでおくと、ある程度は気持ちを落ち着かせられます。呼吸のリズムによって、あちこちに飛んでいた心を現在に戻すことができるのです。

緊張やストレスによって、バランスは崩れます。ひとつの悪い穴をふさいでも、別の穴が開いていれば、そこから漏れていきます。すべての穴をふさぐための統合的なアプローチをできるのがヨガだと考えてください。

ただし、自分のからだや心の悪いところ、たとえば冷え性のことをあまり意識しすぎるのも、よくありません。気にしすぎは症状を悪くするでしょう。敏感すぎるのは、必ずしもいいことではありません。敏感になりすぎず、からだの内側から強くなる力を備えるためにも、ヨガはきっと役立つでしょう」

「ヨガを効果的に続けるには、どのくらいの頻度で行なったらいいでしょうか」と先生に質問したところ、こう答えられました。

「まずやってみて、それが自分の心身に必要だと感じられれば、自然に続けるようになるでしょう」

わたしたちはつい、「週に何回やらねばならない」とか「こうしなさい」「これだけやりなさい」という他人の言葉に従いがちです。しかし、先生は「自分の心身に聞いてごらんなさい」と言われたのでした。テキストや講師に指示されたからではなく、自分の心身がどう反応しているかを注意深く観察することが大切なのだ、ということを教えてもらったように思います。

楽しかったヨガ体験

アートオブリビング主催のカシカール先生によるクラスが、東京・代々木にある国立オリンピック記念青少年総合センターで4日間開かれたので、参加してみました。感想は「楽しかった」。この言葉に尽きます。先生の人柄のユニークさで、みんながついくすくす笑ってしまうクラスでした。

教えてもらったヨガはストレッチの要素が多く、だれでも簡単にできるものばかり。そして、先生はこう言います。

「ヨガをするときに大切なのは、呼吸をしながらやること。もっと大切なのは、スマイルです」

吸ったり吐いたりの呼吸を忘れないようにする。きついポーズでも、笑顔でできればいい。笑顔が消えるくらいきつければ、その手前でやめる。無理しないのが鉄則です。

ここでは、クラスで教えられたヨガのほんの一部をイラストで紹介します。わたしの独断で、「おっ、これはいいな」と思ったり印象に残ったポーズを取り上げました。なお、ヨガは初めから終わりまでの流れが大切です。本格的にやってみたい場合は、ベーシックなヨガから習うほうがいいでしょう。

先生のクラスで私がとくに気に入ったのは「笑うこと」。手を広げて、「わはははー、いひひひー。うふふふふ〜」。声を出さずに笑うというのもありました。初めはちょっと照れたけれど、先生の笑いがうまいのと面白いので、つられて笑ってしまいます。笑った後は、驚くほどあたたかくなります。ヒマなときや寒いとき、何もなくても笑ってみてください。「ばかばかしい」などと言わずに、騙されたと思って、ぜひ!

なんだか訳もなく楽しくなってくるし、ぽかぽかしてくるのは、まちがいないと思います。遠慮は禁物。思いっきり笑ってくださいね。

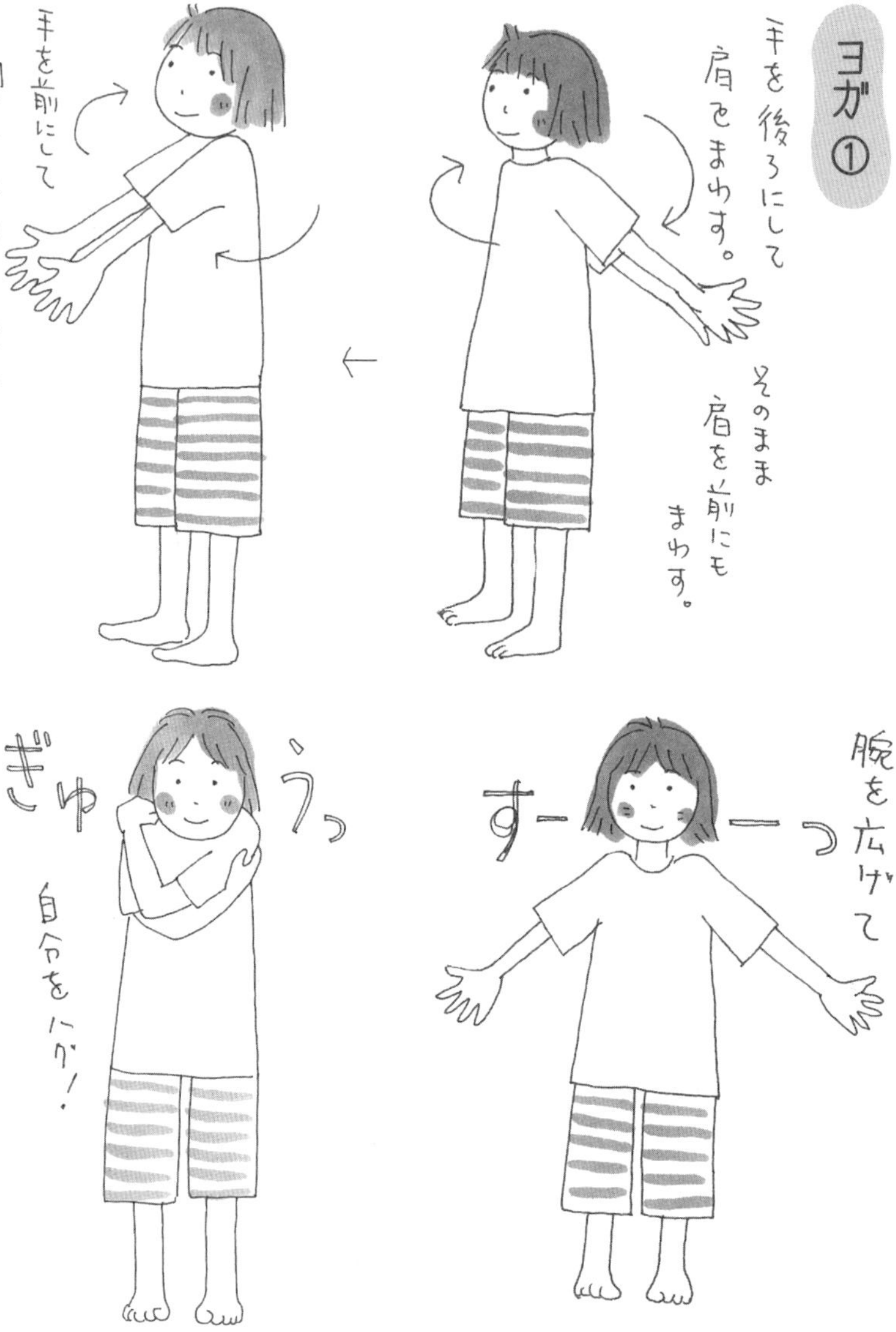
ヨガ①
手を後ろにして
肩をまわす。
そのまま
肩を前にも
まわす。
手を前にして
同じように肩をまわす。
腕を広げて
すー
ーっ
ぎゅ
うっ
自分をハグ！

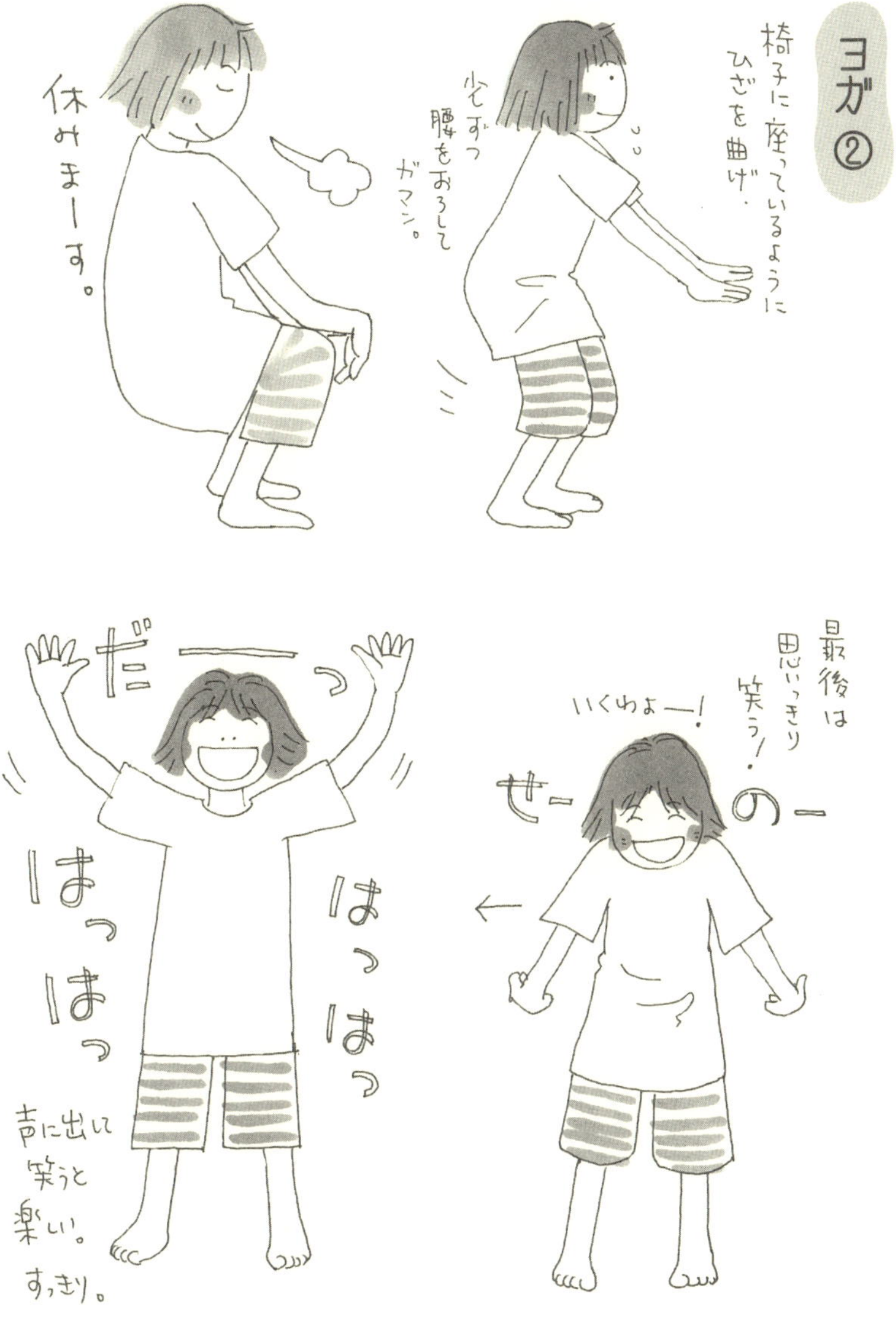
ヨガ②
椅子に座っているように
ひざを曲げ、
少しずつ
腰をおろして
ガマン。
休みまーす。
最後は
思いっきり
笑う!
いくわよー!
せーのー
だーっ
はっ
はっ
はっ
はっ
声に出して
笑うと
楽しい。
すっきり。

ヨガ③

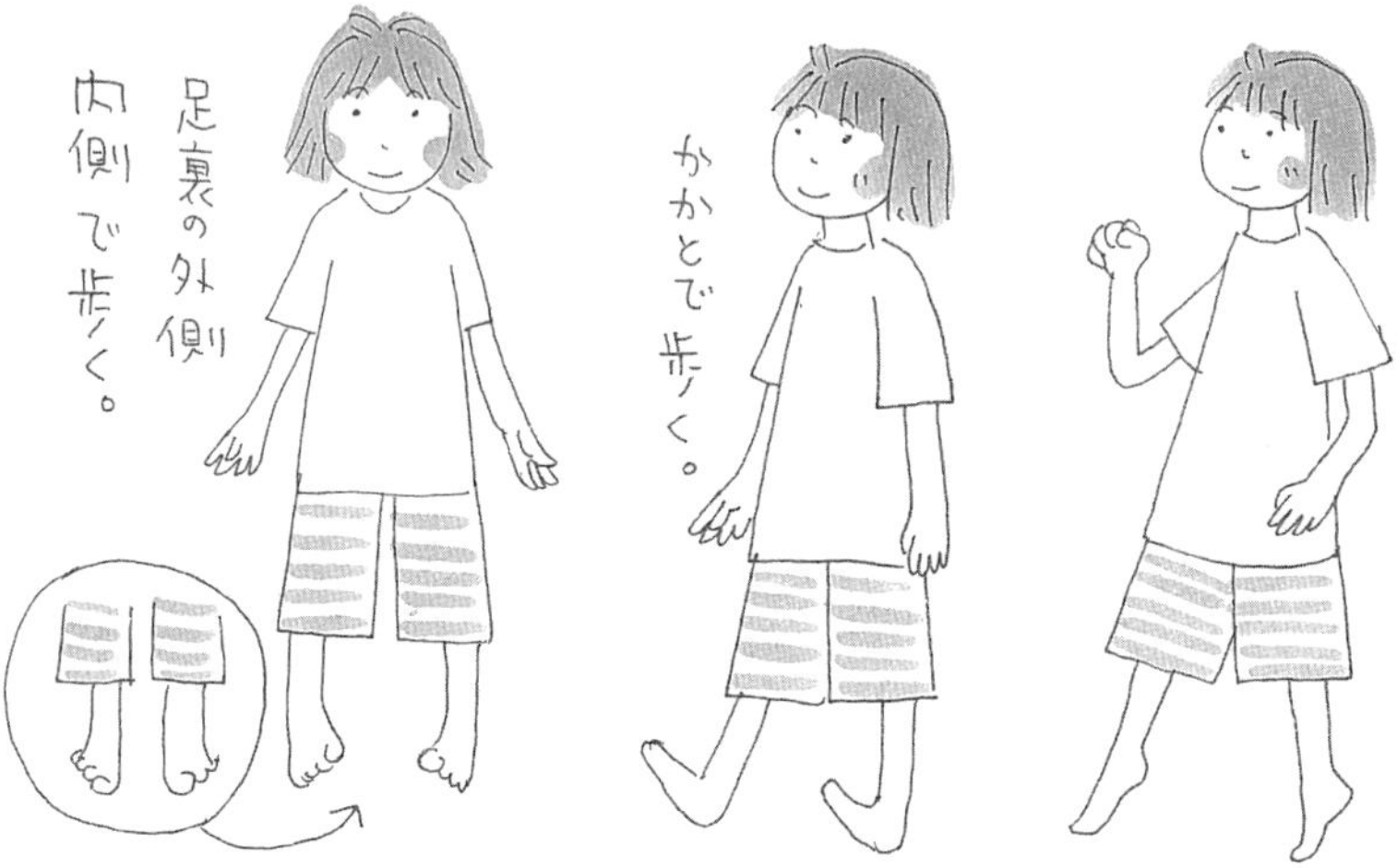

つま先で歩く。

かかとで歩く。

足裏の外側
内側で歩く。

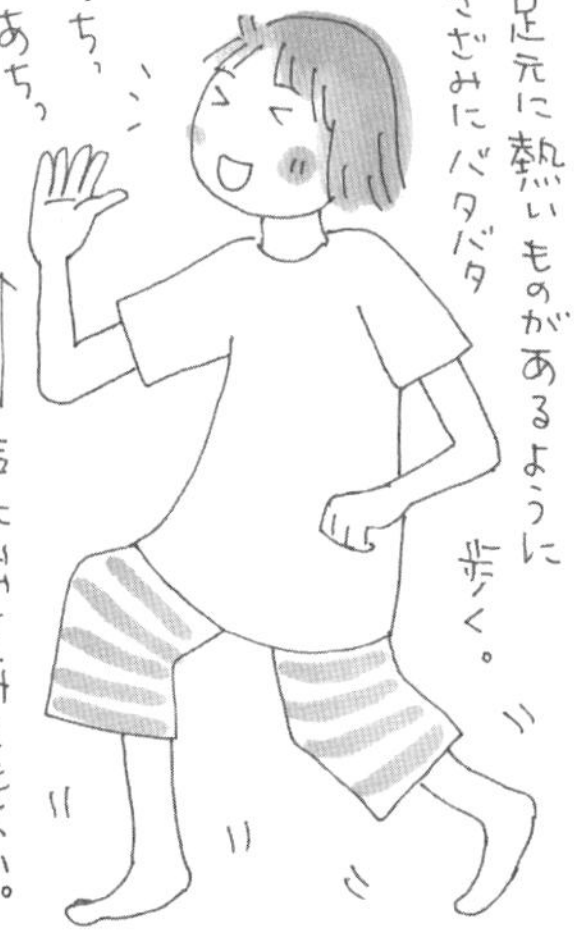

足元に熱いものがあるように
小きざみにバタバタ
歩く。

あちっ
あちっ

声に出してみてもよい。

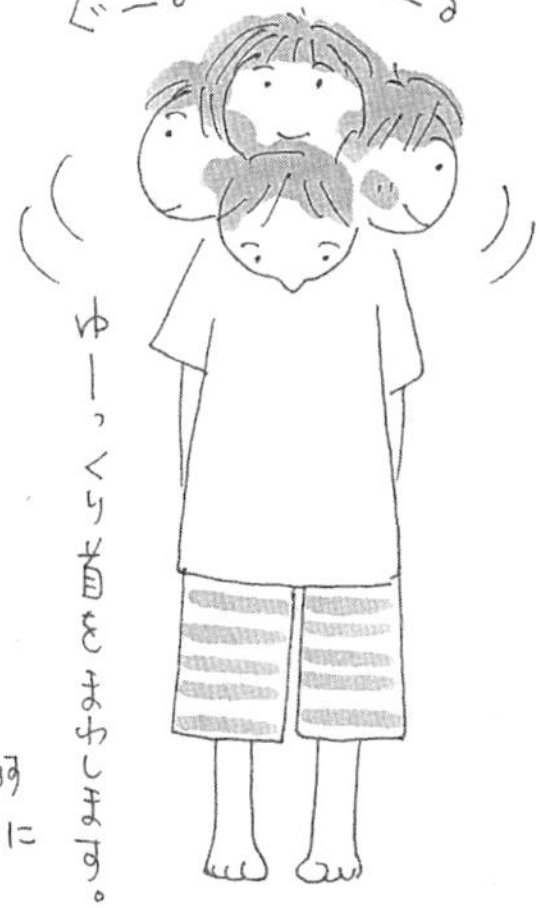

ぐーる　ぐーる

ゆーっくり首をまわします。

前、後ろと、ゆっくり首をたおす。
次にゆっくりと左右にまわす。
各4回ずつ。

※後ろにたおす
ときは、とくに
静かに。
いきおいよくやると
首を痛めてしまいます。

ヨガ④

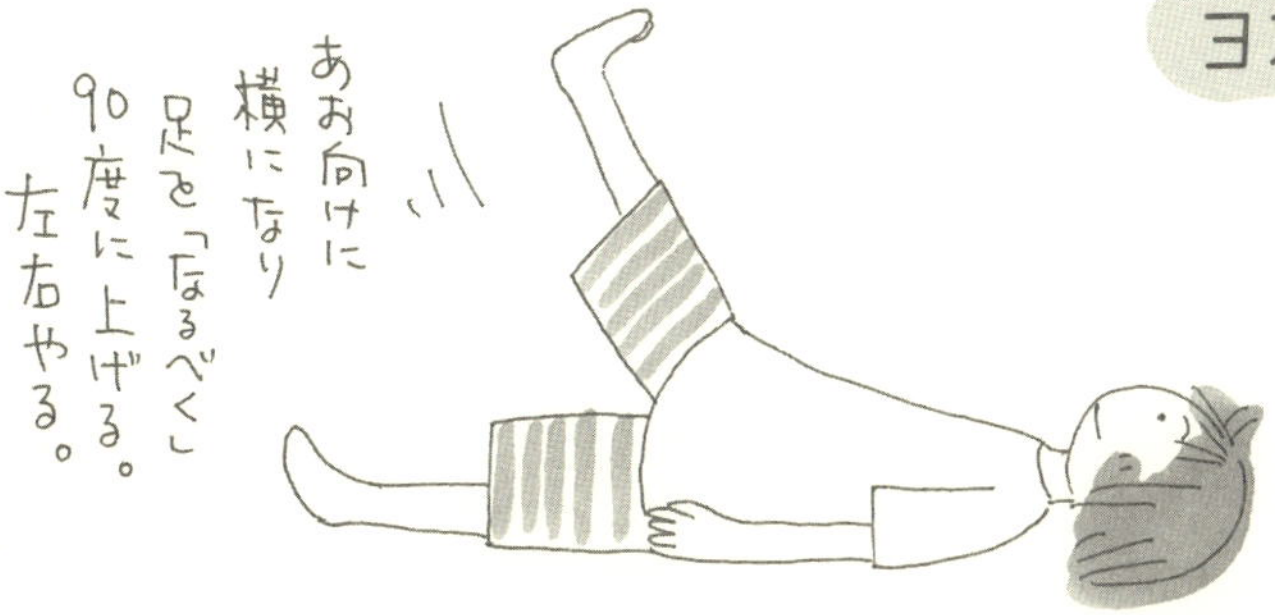
あお向けに
横になり
足を「なるべく」
90度に上げる。
左右やる。

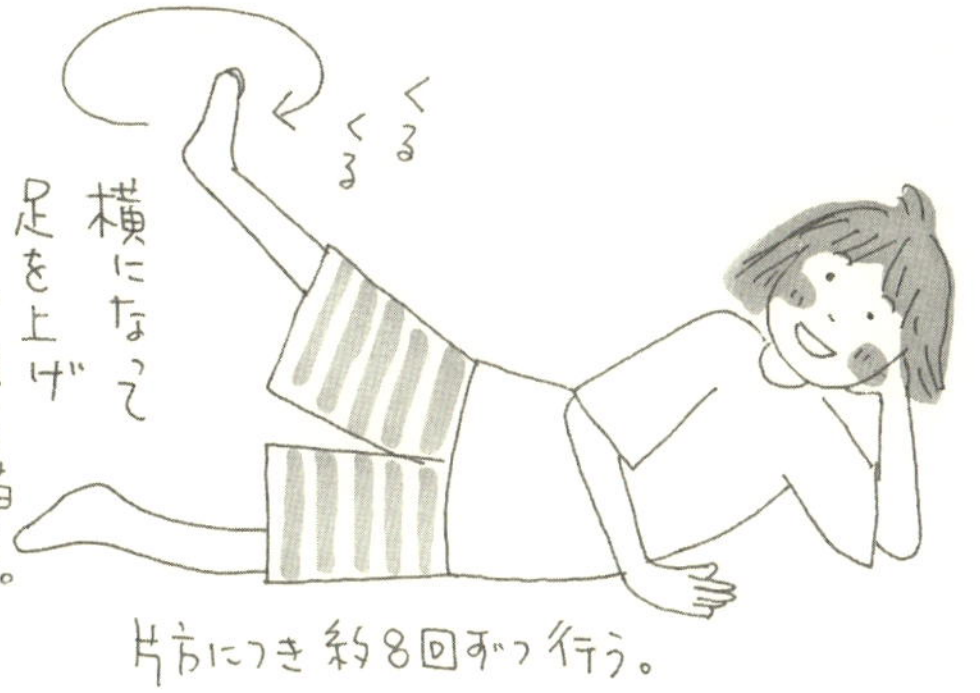
くる
くる
横になって
足を上げ
上で円を
描く。
片方につき約8回ずつ行う。

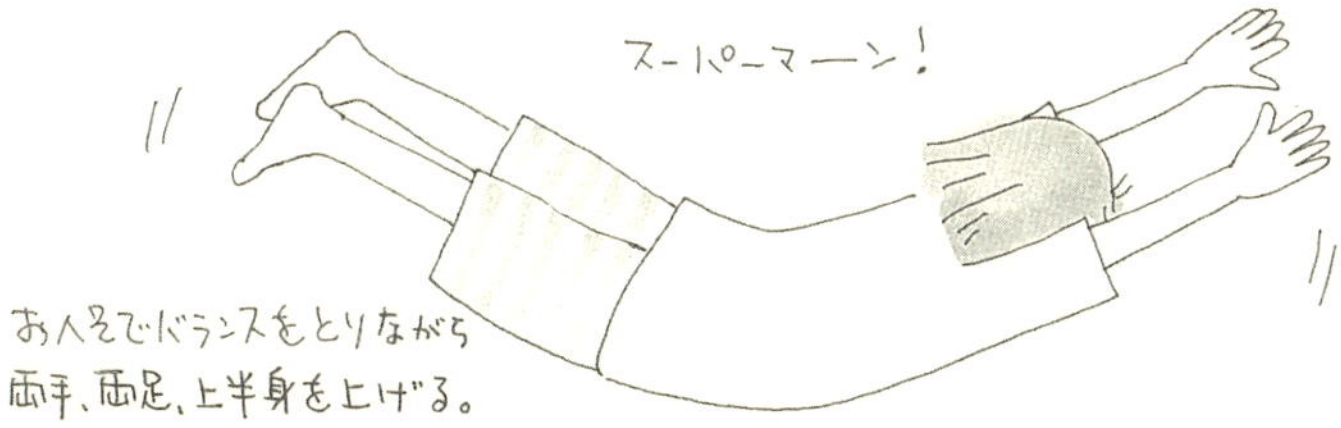
スーパーマーン！
おへそでバランスをとりながら
両手、両足、上半身を上げる。

ディネッシュ・カシカール
ボンベイのインド工科大学で化学工業の修士課程を修了後、アートオブリビング（53ページ参照）の活動に従事。世界各国でヨガの指導にあたっている。

アロマといっしょにリンパマッサージ

運動する時間がない人におすすめ

「リンパ」って言葉、よく聞きますよね。リンパの流れに沿ってマッサージするといいとか、リンパ腺がはれたとか。では、そもそもリンパって、何でしょう?

血管に沿ってからだじゅうに網の目のように張りめぐらされているのがリンパ管、その管の中を流れている液体がリンパ液です。また、脇の下や鎖骨、ひじの付け根などにはリンパ節があり、これらをまとめてリンパと呼んでいます。

リンパには、体内にたまった余分な水分や老廃物を外に出す排泄機能と、からだを細菌から守る免疫機能があります。冷えに関係するのは排泄機能です。水分や老廃物がリンパ管やリンパ節に滞ると、リンパ液の流れが悪くなり、余分なものを思う存分排泄しにくくなります。その結果、水分や不要物が停滞してむくみにつながり、新陳代謝も悪くなるため、冷えるのです。

「リンパはからだじゅうを流れているので、軽い運動をするだけでも本当はいいのです。ところが、最近は座りっぱなしの仕事だったり、ストレスが多かったりで、疲労感がたまりがちです。ジムに行く時間もない、運動もできないくらい疲れている、という人の場合は、こうしたサロンで強制的にでもリンパマッサージを受けるといいと思います」

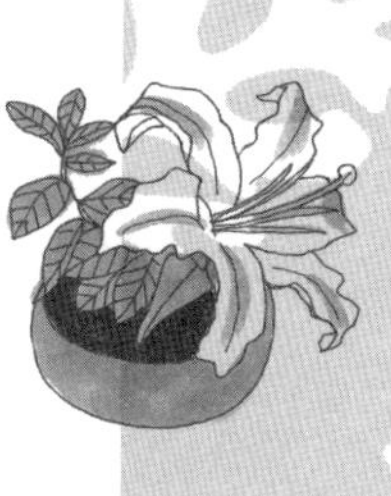

と語るのは、東京・中目黒でリンパマッサージのサロン「ホリスティックサロン リリー」を営む小田島彩子《おだじまさやこ》さんです。マッサージを受ける前に、まず性格や体質についての質問用紙に答を記入しました。この間、アロマオイルを数滴たらした足浴をして、からだをあたためます。マッサージの効果を高める効果があるそうです。

ホリスティックサロン リリーでは、アロマオイルを使ったリンパマッサージを行います。精油の効用が嗅覚や皮膚から血管に入るため、マッサージとアロマの二重の効果が期待できるそうです。冷えにいいオイルやストレスをやわらげるオイルなど、いろいろブレンドして使います。

わたしが作ってもらったのは、脳疲労が多いだろうという診断から、柑橘系と甘みのある香りをブレンドしたオイルです。そのオイルを使って、からだ全体のリンパをなでるようにマッサージ。オイルのいい香りとマッ

足浴をしながら、性格や体質についての質問用紙に記入。
ライムの精油とミントの葉っぱ入り

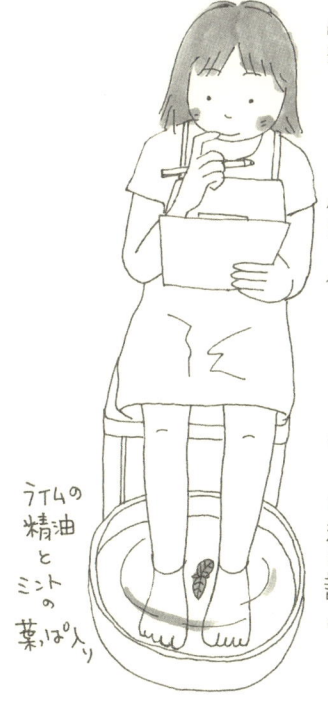

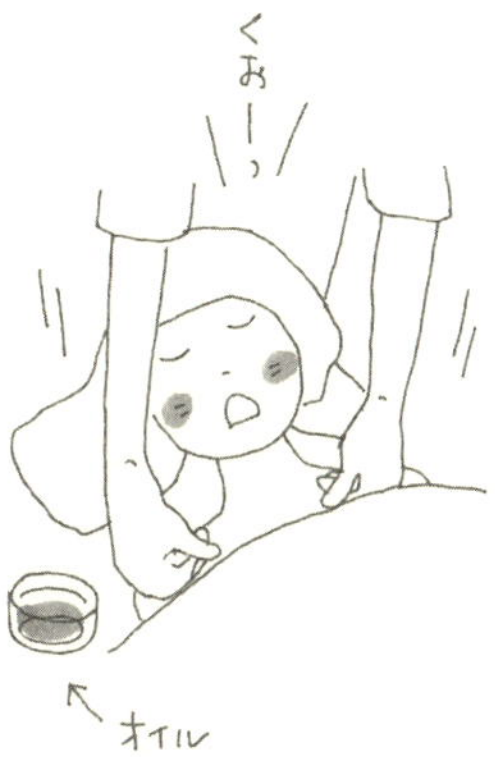
くぉーっ
オイル

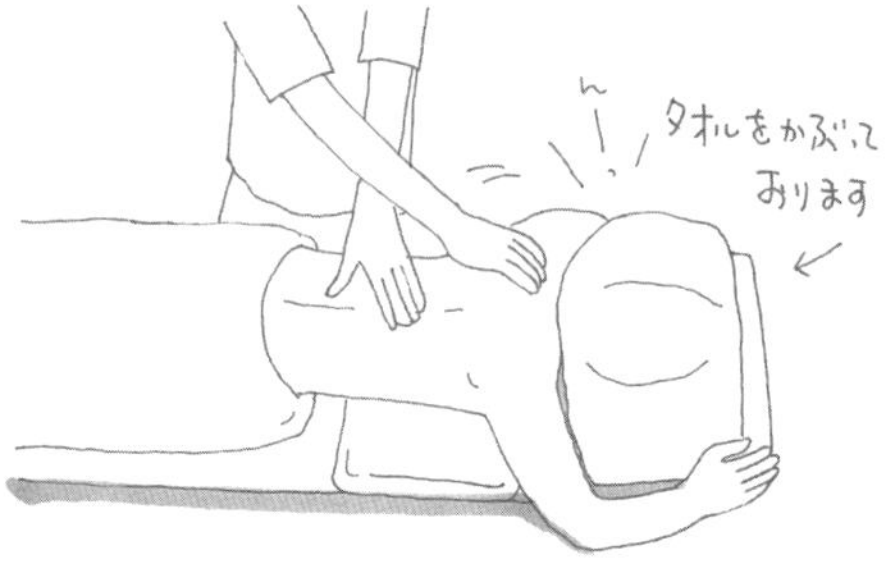

サージのほどよい気持ちよさで、至福のひとときでした。
香りの好みは、体調や感情などで日によって変わるそうです。「わたしはこの香りじゃなきゃイヤだ」という先入観をもたずに、実際に嗅いでみて、「今日はこの香りがいいな」と、そのときの自分に合った香りを選んでみましょう。
ただし、発熱やけがをしているときは避けてください。病気や傷の細菌とリンパが戦って治そうとしているので、邪魔をしないためです。食後は、消化をしようとする胃のはたらきを妨げないように、30分ぐらい経ってからにしましょう。また、妊娠中・生理中も効果がありますが、万人によいとはいえないので、医師やサロンの担当者と相談してください。

冷えやむくみに効果的なアロマオイルあれこれ

ローズマリー――低血圧や貧血によく、利尿作用もあり、むくみや冷えに効く。

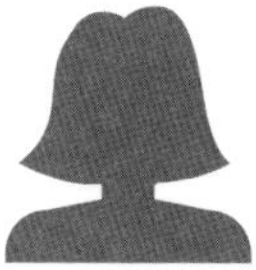

小田島彩子
ホリスティックサロン リリー代表。

ホリスティックサロン リリー
〒153-0042 東京都目黒区青葉台1-27-10 アーベイン青葉台ビル5F
電話・FAX 03-3713-0033
営業時間＝11時〜23時（最終受付23時）

シナモン――体温を上げたり正常化させる作用がある。
サイプレス――利尿作用があり、体液のバランスをとる。むくみ解消にいい。
ジュニパー――利尿作用が高く、体内の毒素を排出し、血液の浄化や疲労回復に役立つ。
ラベンダー――こりのあるとき、筋肉の疲労時に。
ペパーミント――寒いときにからだをあたため、貧血症、神経痛、鎮痛にもいい。
レモン――冷え全般に効く。

トリのおすすめセルフマッサージ

リンパのマッサージは、自分でもできます。お風呂に入っているときなどに、ちょっとするだけでもいいので、試してみてください。

入浴時でなければ、初めに足浴をして、からだをあたためます。筋肉がやわらぎ、血液やリンパの循環がよくなるからです。

マッサージはやさしく行いましょう。マッサージというと、強い刺激をしないと効果がないと思う人もいるかもしれません。でも、リンパマッサージでは、あまり強く刺激すると、逆にむくんだり血流が悪くなる場合があるので、注意してください。てのひらの重みでなで上げたり、円を描くようにマッサージしましょう。

また、リンパ液はからだの末端から心臓に向かって流れているので、心臓からもっとも遠い足先から、リンパ液の流れに逆行しないように、心臓に向かって静かにマッサージしてください。時間は10～15分程度で、一日2回。ただし、入浴時にやるだけでも、かまいません。

①足の甲
手の指を足の指にあてて、円を描くようにマッサージする。

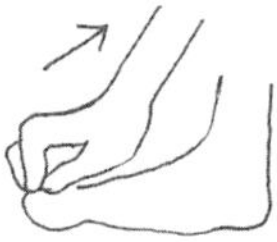

②かかと、足首
両手でかかとや足首に沿って、もみほぐす。

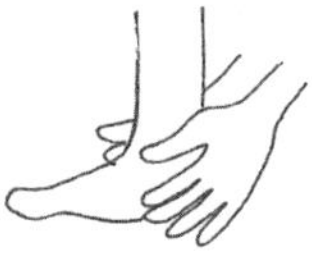

③すね
両手のてのひらで包み、上へなで上げる。少しずつ力を加えていってもよい。

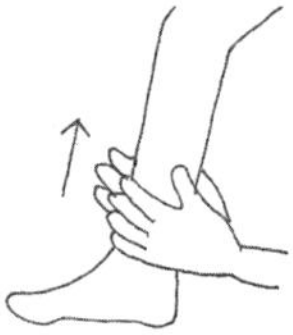

④ふくらはぎ
両手の手のひらで包み、軽く圧力をかけて引き上げていく。

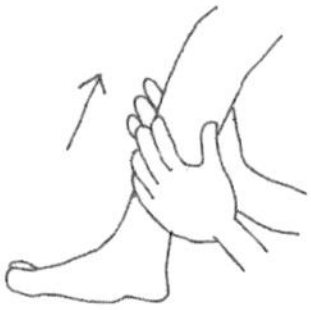

⑤ひざ
両手でひざのまわりを包み込むようにして、円を描くようにもむ。裏側も忘れずに。

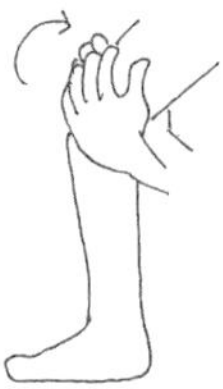

⑥太もも
両手の手のひらで包み、足の付け根に向かって引き上げる。円を描くようにもんでもよい。

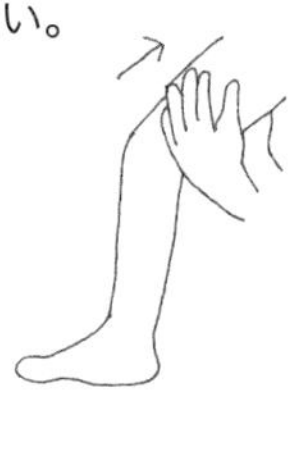

頭にも気づかいを──ヘッドスパ

血行がよくなるから冷えも解消

からだのマッサージはよく受けても、頭のマッサージって見逃しがちです。でも、頭蓋骨には大切な脳が入っているし、頭は多くのツボが集まっているところでもあります。脳をよく使う仕事をしている人や、悩みごとが絶えないなどストレスがたまりがちな人は、ときどき頭のマッサージをしてあげましょう。頭にたまった血流が全身に流れ、血行がよくなるので、頭の緊張がほぐれ、冷えの解消につながります。疲れた脳のリフレッシュにも、ぜひどうぞ。

今回は東京にあるヘッドスパ・頭皮ケア・美容サロンリッツの新宿店で、ヘッドスパをしてもらいました。頭のマッサージなんて初めて。わたしが選んだのはアロマヘッドセラピーコース。フランス製天然エッセンシャルオイルを使って、マッサージします。

頭皮に合わせたシャンプーとマッサージ

①マイクロスコープで頭皮の状態をチェックし、自分に合うコースを選ぶ。

②頭皮クレンジング。頭皮の状態に合ったクレンジングで、日ごろ取りきれていない汚れを浮かしていく。

③リンパシャンプー。頭から首にかけて、皮膚に負担の少ないシャンプーをしてもらう。ツボを刺激しつつなので、ものすごく気持ちいい！

④頭皮トリートメント。カンゾウエキスやイソフラボンなど植物系トリートメントを頭皮にもみ込みながら、リンパに沿ってヘッドマッサージ。

⑤頭、首、肩をアロマオイルで念入りにマッサージ。

⑥ブロードライでおしまい。

頭がスキッとした感じで、とってもよかったです。また、このサロンはスタッフが美容師の免許をもっているので、カットやカラーもしてもらえます。

② 頭皮のクレンジング
それぞれの頭皮の
状態に合わせて。

④ 頭皮トリートメント
きもちいーい。

④ 頭皮トリートメント
きもちいーい。
リンパに沿ったヘッドマッサージ。
自分ではなかなかできません。
至福のリラックス感。

⑤ 首や肩の
マッサージも。

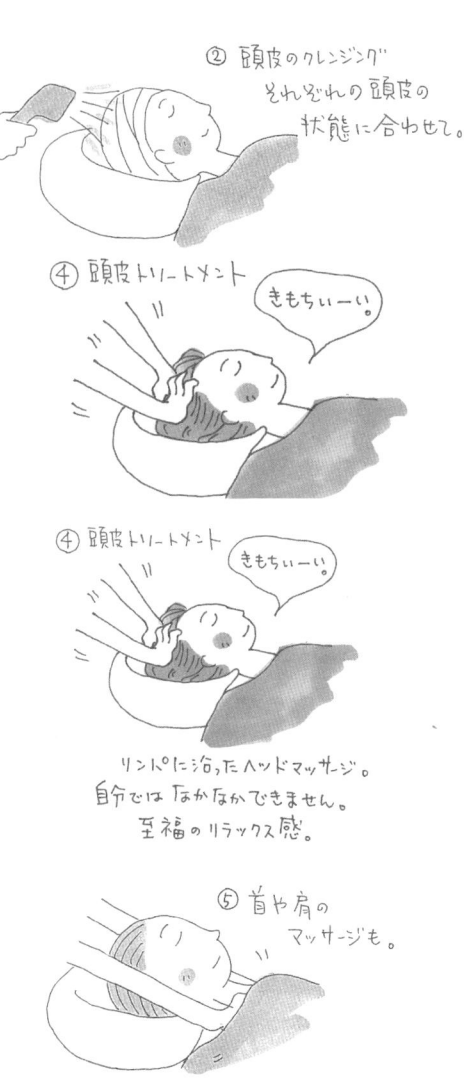

自分でするときのポイント

自宅でシャンプーするときも、効果的な頭皮マッサージができます。

①シャンプー前に、生え際から頭頂部に向けてブラッシング。必ず乾いた状態で行う。このとき、ブラシで軽く頭をポンポンとたたくと、新陳代謝がよくなる。

②頭皮を十分に濡らしたら、下から上に向かってシャンプー。頭頂部は皮脂分泌が多いので、念入りに洗う。髪を洗うというより、頭皮をマッサージするつもりでシャンプーする。

③シャンプー後も、頭の前側、後側、頭頂部をよくマッサージする。

なお、肌になじみやすい昔ながらの椿油は、頭皮にも髪にも最適。シャンプー前の乾いた髪につけてマッサージし、シャンプーを使って洗います。髪を濡らしてから使うとべタつくので、気をつけましょう。

リッツ新宿店
〒160-0023 東京都新宿区西新宿1-18-7 博愛堂ビル8F
電話03-5909-5676（予約優先）
営業時間＝平日12時～21時30分、土曜・日曜・祝日11時～19時。
お得なショートタイムメニューも。詳しくはHPで。

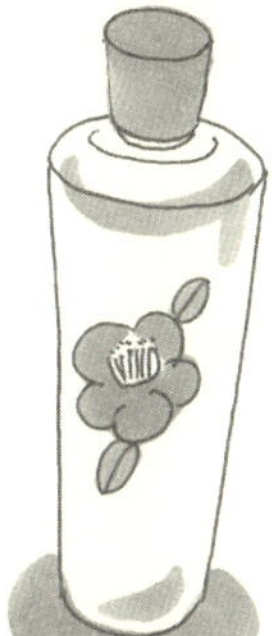

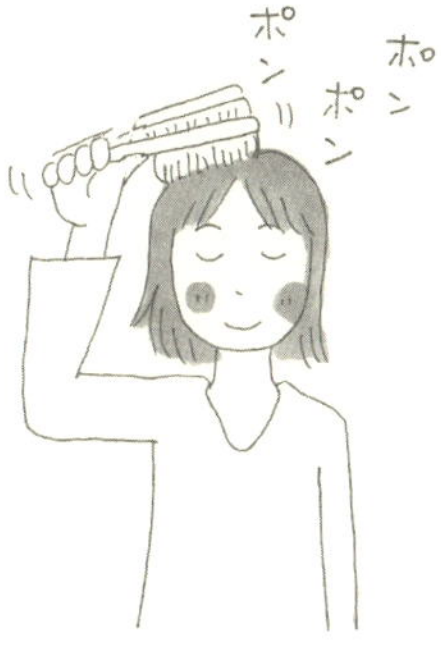

統合医療にも注目

体質に合った治療法を探す

「統合医療」という言葉は、なじみのない人が多いでしょう。わかりやすく説明すると、現代医学と昔からの伝統医学や代替医療を合体したものです。

現代医学つまり西洋医学は、病気のもとになるウィルスを殺すために薬や治療法を研究してきました。一方、伝統医学つまり東洋医学では、病気はからだのバランスが崩れたときに起こると考え、バランスを正常に戻すことに力を入れます。この両方の要素をうまく取り入れたものが統合医療です。東京・四谷にある小池統合医療クリニックの小池弘人《ひろと》先生に「統合医療から見た冷え」について、お聞きしました。

「からだの不調がいろいろあったら、初めに冷えを疑ってみるといいかもしれません。まず、あたためてみる。それから漢方薬を使ったりホメオパシー*を試すといいでしょう。

東洋医学では、「冷えは気と血のめぐりが悪くなって起きる。気と血が滞りなくからだの隅々に流れていれば、冷えることもないし、病気にもかかりにくい」と考えます。自分の冷えを察知するセンサーをもつことは大事ですよ。このセンサーが鈍いと不調に気づきにくいし、不調を大きくしがちです。からだはとてもしんどいのに、無理をする、できてしまうと思うのですね。

「暑い、暑い」としきりに言う中高年の方がいます。本人は自分を暑がりだと思っているので、やたらクーラーを効かせたがる。でも、これは、頭のほうにばかり血が流れているため、上半身が暑い「冷えのぼせ」タイプの場合が多いのです。こういう人は、下半身は冷たい。偏った熱のバランスを改善しないと、冷えはなかなか解決しません。

また、胃腸が冷えていると、食べものの栄養やエネルギーを吸収しにくいので、血液のめぐりが悪くなります。こうした場合は、お腹の冷えをとる漢方のやり方を試す場合もあります」

一人ひとりの体質をよく診てから、希望を聞き、もっとも合う治療法を探すのが、統合医療です。小池先生は、漢方、鍼灸、アロマテラピー、ホメオパシー*、サプリメントなどを組み合わせ、薬も自ら調合します。大切なのは、からだを意識して向き合うこと。そのうえで、自分の治る力をサポートする治療法を探しましょう。その助けになるのが統合医療なのです。

*ドイツの医師サミュエル・ハーネマンによって約200年前に創始された、自然治癒力を引き出す治療法。植物、鉱物、動物などから作られた成分をさらに薄めたレメディと呼ばれる治療薬を用いる。

湯たんぽであたためる

小池クリニックの待合室には湯たんぽが置かれていて、だれでも自由に使えます。先生自身も取材中、絶えず湯たんぽをそばにおいて、お腹や太ももをあたためていました。病院に勤務していたころは「からだをあたためるなんて発想はなかった」そうですが、いまや肌身離さずというくらい湯たんぽを愛用されています。

「お腹、太もも、腰などの脂肪や筋肉を湯たんぽでまめにあたため、汗ばむ前にはずす。いつも冷やさないようにする姿勢が大切なのです」

冷たいものを食べれば冷えるのは当たり前。冷たいものはなるべく控え、ゆっくり浴槽につかるなど、意識してからだをあたためてください。

お風呂でなかなかあたたまらない人は、あらかじめ湯たんぽでからだをあたためてから半身浴するといいでしょう。サウナに入るのが苦手な、のぼせの強い人には、とりわけ半身浴がおすすめです。

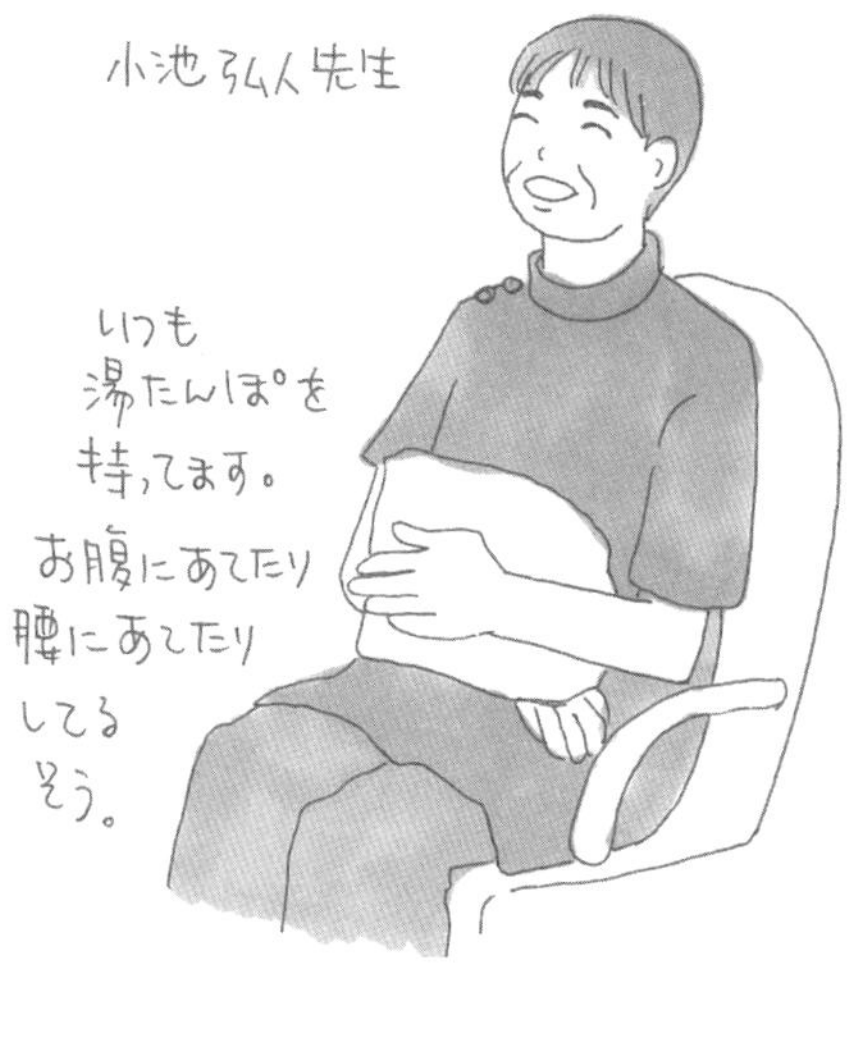

小池弘人先生
いつも
湯たんぽを
持ってます。
お腹にあてたり
腰にあてたり
してる
そう。

呼吸を意識しよう

「しゅー、しゅー」というガス漏れのような音を出しながら、ゆっくりと長く、息を吐きます。数回から始めて、慣れてきたら、疲れない程度に回数を増やしてください。「いま息を吸ってるなあ、吐いてるなあ」とふだんから呼吸を意識して、深い呼吸をするくせを身につけていきましょう。

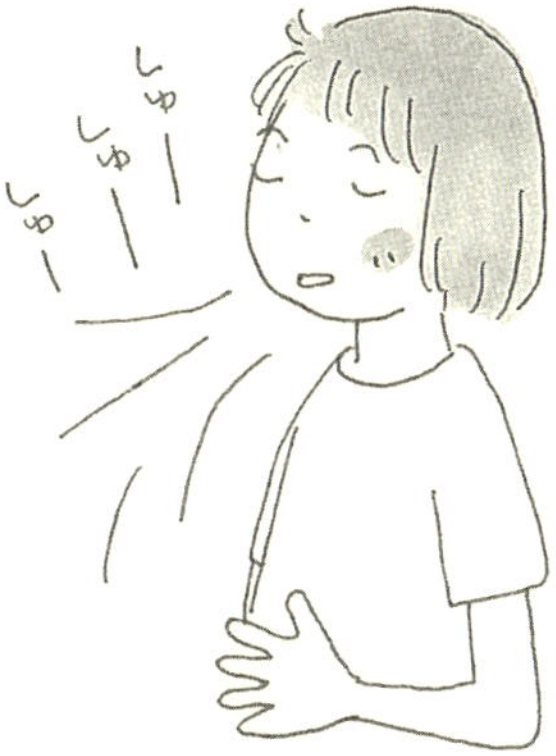

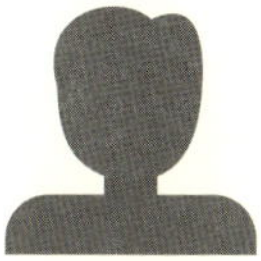

小池弘人
小池統合医療クリニック院長。アメリカのアリゾナ大学で統合医療を学ぶ。東京女子医科大学附属青山女性・自然医療研究所クリニックで統合医療外来医として勤務後に開業。

小池統合医療クリニック
〒160-0004 東京都新宿区四谷 2-8 新一ビル 602
電話 03-3357-0105
FAX03-3357-0129
診療時間＝ 10 時～ 18 時
休診日＝水曜・日曜・祝日

第3章

外まわりからあたためる

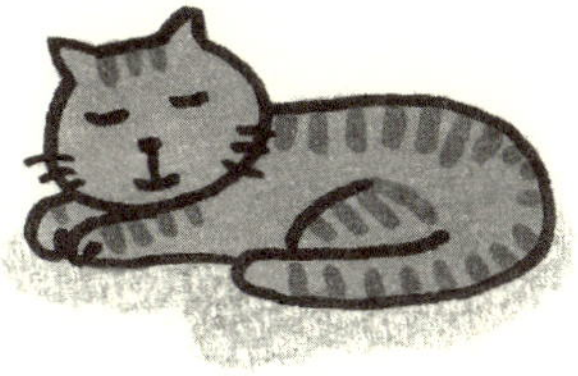

下着の悩みありませんか？

小さなサイズをつけている人が多い

ブラジャーのアンダーがきつい、ウェストにショーツのゴムの跡がいつも残っている……。思い当たりませんか？　女性の場合、下着の悩みがけっこうあるでしょう。

「正しいサイズをつけていれば、下着は苦しくないはずです」とワコールの福岡智亜紀《ちあき》さんは言います。つけていて苦しくなっていくなら、その下着はからだに合っていないのかもしれません。無理に押さえつけたり締めつけていれば、血行が悪くなり、冷えの原因にもなります。

かくいうわたしも、下着ジプシーでした。なかなか満足いく下着が見つかりません。ブラジャーのワイヤーが痛かったり、締めつけ感が苦しかったり。夕方になると我慢できずはずしてしまうことも、しばしばでした。でも、毎日何かしらつけざるをえないので、とっても悩ましい。そこで、福岡さんにわたしのサイズを見ていただきました。

「アンダーバストは合っていますが、カップサイズをひとつ上げたほうがいいですね」

え～、いつも測って買っていたのに、サイズが違ったの？

「少しでも違和感が出てきたら、測り直してみたほうがいいですよ。小さなサイズをつけている人がけっこう多いみたいなんです。自分のサイズはこれくらいだろうという思い込みや、アンダーバストを一つ上のサイズにするのは抵抗がある、細く見せたいという心理からかもしれません。でも、細く見せようと無理にきつい下着をつけるのはよくないです。下着こそからだにフィットするものなので、お店の人に測ってもらって、正しいサイズを身につけたほうがいいですよね」

ブラジャーとガードルの正しいつけ方

ブラジャーは、つけたときに、鏡でチェックしましょう。横から見て背中の部分がまっすぐになっているかどうか確かめます。上がっていたり下がっていたりするのはNG。まっすぐになるように、肩ヒモを調節してください。

ガードルは、ひじを曲げたところに一番上のラインがくるように、上にしっかりと引き上げてはくこと。

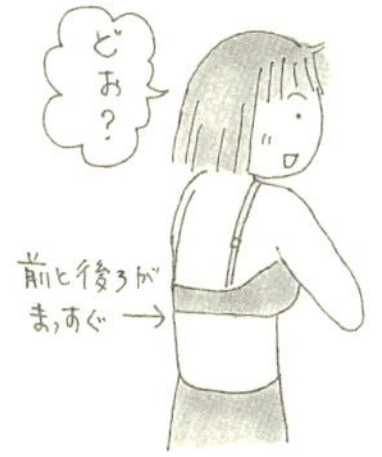
どお？
前と後ろがまっすぐ

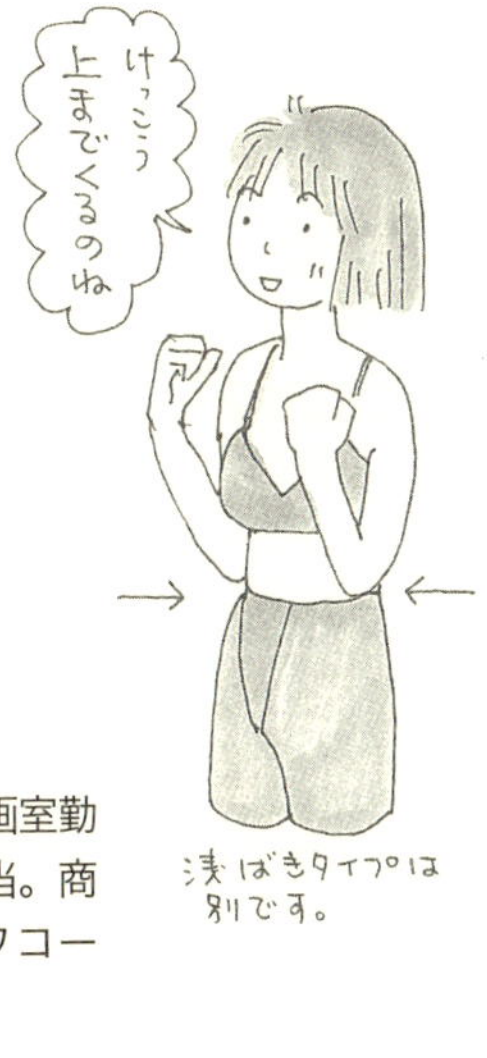
けっこう上までくるのね
浅ばきタイプは別です。

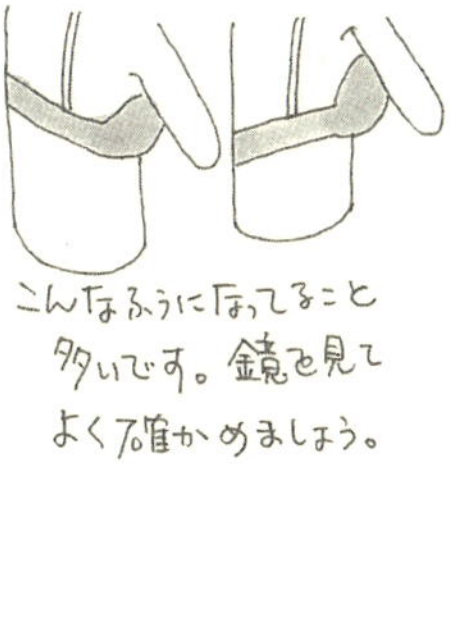

福岡智亜紀
(株)ワコール総合企画室勤務。広報・PRを担当。商品の詳細や購入はワコール直営店、取扱店で。

衣類や小物をうまく使う

衣類の工夫で、暑い夏も寒い冬も、かなり快適に過ごせるようになります。また、小物類をうまく活用すれば、暑さをやわらげたり、寒さが防げるはず。冷暖房が整いすぎているがゆえの冷えの悩みも、解決していきましょう。

夏は下着の素材に気をつけ、冷房対策をしっかり

日本の夏は暑いのが当たり前です。でも、最近は、冷房による夏の冷えのほうが、冬の冷えより深刻だったりしませんか。

外が暑いからといって、肩が出たキャミソール一枚、ミニスカート、素足にサンダルで冷房の効いた電車に乗れば、あっという間に冷えてしまいます。肩や首、足首などの関節が冷えると、全身が冷えるからです。

そこで提案したいのが、冷えを防ぐ夏の装い。汗の吸収力に優れた下着をつけましょう。綿は吸湿性は高いけれど、水分を吸うとなかなか乾かないというデメリットも。湿った下着をつけていると、冷えのもとにもなります。汗の吸収と発散に優れ

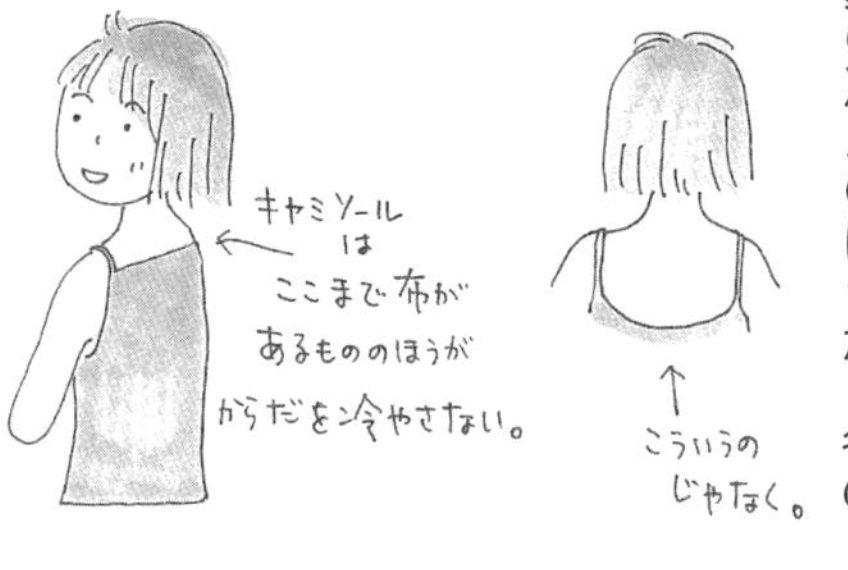

こういうのじゃなく。
キャミソールは
ここまで布があるもののほうがからだを冷やさない。

ているという綿ガーゼタイプの素材や、熱や湿気を吸収・放出するという化学繊維が含まれた新素材の下着をよく店頭で見かけるようになったので、試してみてはいかがでしょう。

冷房に頼らなくても涼しく過ごせるように、衣類も選びましょう。からだにぴったりしていると、風を通さず、暑くなりがちです。たとえば、すそがふんわりと広がったチュニックやワンピースがおすすめ。また、すそが少し広がっているパンツのほうが、ぴっちりと足にフィットしたパンツよりも風が入りやすく、涼しく過ごせます。仕事上はきちんとしたスーツを着ないといけない、という人もいるでしょうから、お休みの日などに試してみてください。

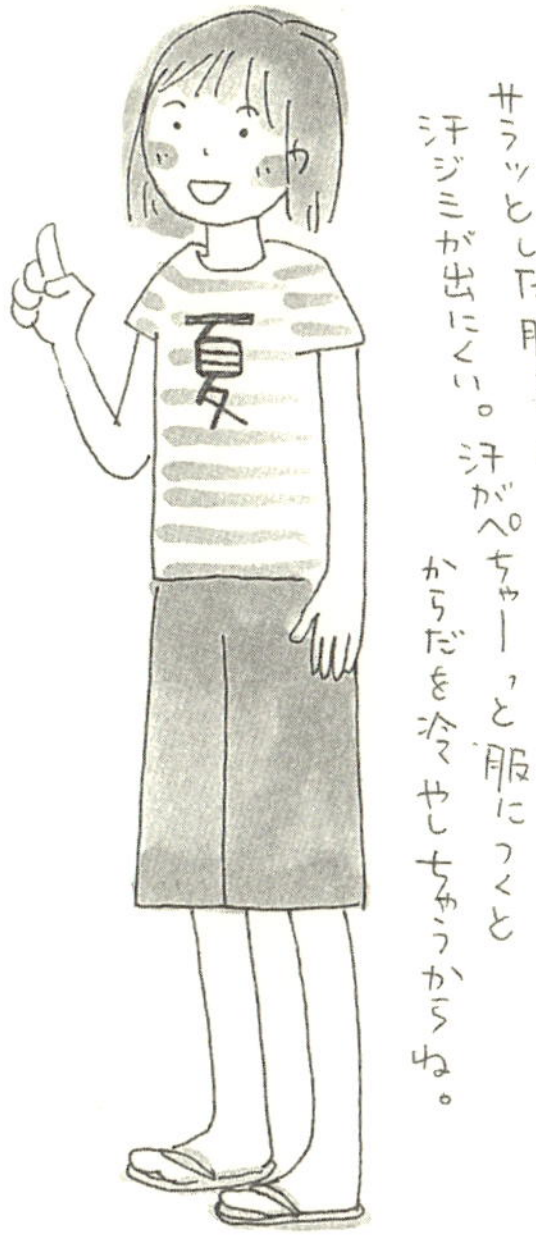
サラッとした肌着は、
汗ジミが出にくい。汗がペちゃーっと服につくと
からだを冷やしちゃうからね。
夏

冷房から身を守るため、夏でも上着を一枚持って歩くのは基本事項です。また、夏向きの軽い素材のショールや幅広ストールを一つ持っていると、首はもちろん肩まで覆えて重宝します。そして、冷房の冷気は足元にたまりやすいもの。素足は気持ちいいのですが、できれば室内に入ったら靴下をはくようにしたいですね。

冬の基本は下半身をあたたかく

冬は衣類を重ねて着られるし、それがファッションにもなるので、冷え対策には困らない季節です。寒い北風の日には帽子やマフラー、手袋などいろいろなタイプの防寒具を楽しんで身につけましょう。

ただし、上着などをたくさん重ねると肩がこったりして、苦しいものです。冷え対策の基本は「上半身よりも下半身をあたたかくする」。下半身の血流が悪くなると、心臓から一番遠い足先まで送られた血液の戻りが悪く、全身の血流も滞りがちになります。そこで、薄くてもあたたかい機能性下着が有効です。保温性に優れた冬用新素材の下着が各社から出ています。

そして、冷えに有効なのは、首や足首など大きな関節を寒さから防ぐこと。これで全身があたたまります。スパッツ、レッグウォーマー、アームウォーマーを活用しましょう。そうそう、腹巻きも忘れずに。

また、冬に困るのは、電車、デパート、会社などの暖房の効きすぎ。外は寒いのでコートを着てマフラーをしているのに、室内に入るとTシャツ一枚でも過ごせそうな暖房が効いていたりします。汗をかいて、再び外に出ると、ひゅーっと北風にさらされ、汗が冷えてからだも冷えてしまうという体験が、きっとありますよね？　急激な温度変化は、もち

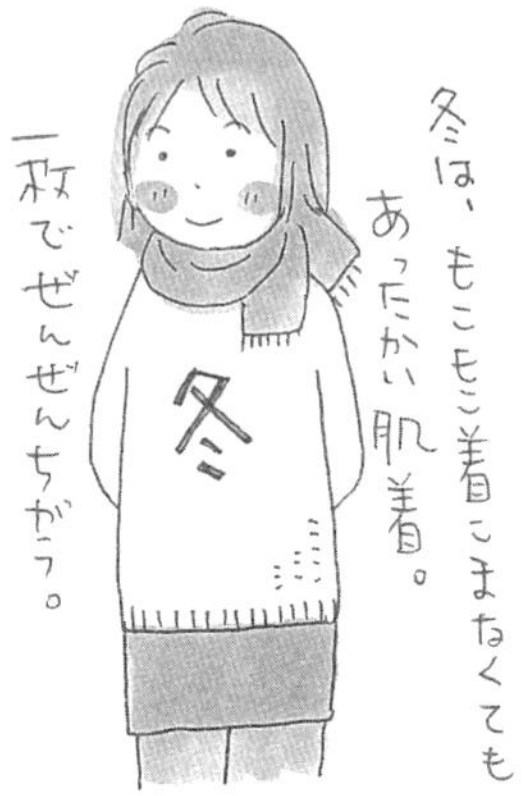
冬は、もこもこ着こまなくても
あったかい肌着。
一枚でぜんぜんちがう。
冬

ろんからだにいいわけありません。

こうした不快感を解消するためにも、機能性下着はおすすめです。薄く、かさばらず、あたたかさを保ちながら、通気性のよさも手に入れられます。

眠るときの服装にも注意

睡眠中は、実は熱を失いやすい時間帯です。パジャマ一枚だけで寝るのではなく、肌着の上にパジャマを着るようにします。また、お腹の冷えを防ぐために腹巻きをしたり、お腹やおしりをバスタオルで覆ったり、工夫してください。寝ているあいだにはずれても、かまいません。

襟元がスースーして眠れないときは、首にタオルを巻くのもいいでしょう。そして、頭を窓の近くにして寝ないように、ベッドやふとんの位置に気を配ります。頭は寝具で覆えないため、冷えやすいのです。

冷えを防ぐ心強い小物たち

おしゃれな腹巻き

冷え対策として侮れないアイテムが腹巻き。薄着の場合でも、腹巻きをつけて腰のまわりをあたためておくと効果的です。冷房が効いた場所に長時間いる場合は、腹巻き一枚でかなり違います。最近はオールシーズン売られるようになってきました。実は、真夏によく売れているんですって。

昔のイメージと違って、いまの腹巻きは本当におしゃれです。柄もいろいろあり、目移りしてしまいます。

わたしのお気に入りは、店頭で好みの長さに切り売りしてくれる腹巻き。自分の好きな長さにできるからです。端がほつれない素材なので、カットしても大丈夫。柔らかく軽い生地で、つけていて圧迫感がなく、らくちんです。わたしもきわこさんもすっかりこの腹巻きファンで、いくつも持っています。きわこさんは首に巻いたり、ヘアターバンのように使ったりもしているみたい。

すそにフリルがついていて、わざとフリルを見せるという腹巻きもあります。こちらもまたかわいらしいのです。素材で選ぶもよし、柄で選ぶもよし、お気に入りをいくつか見

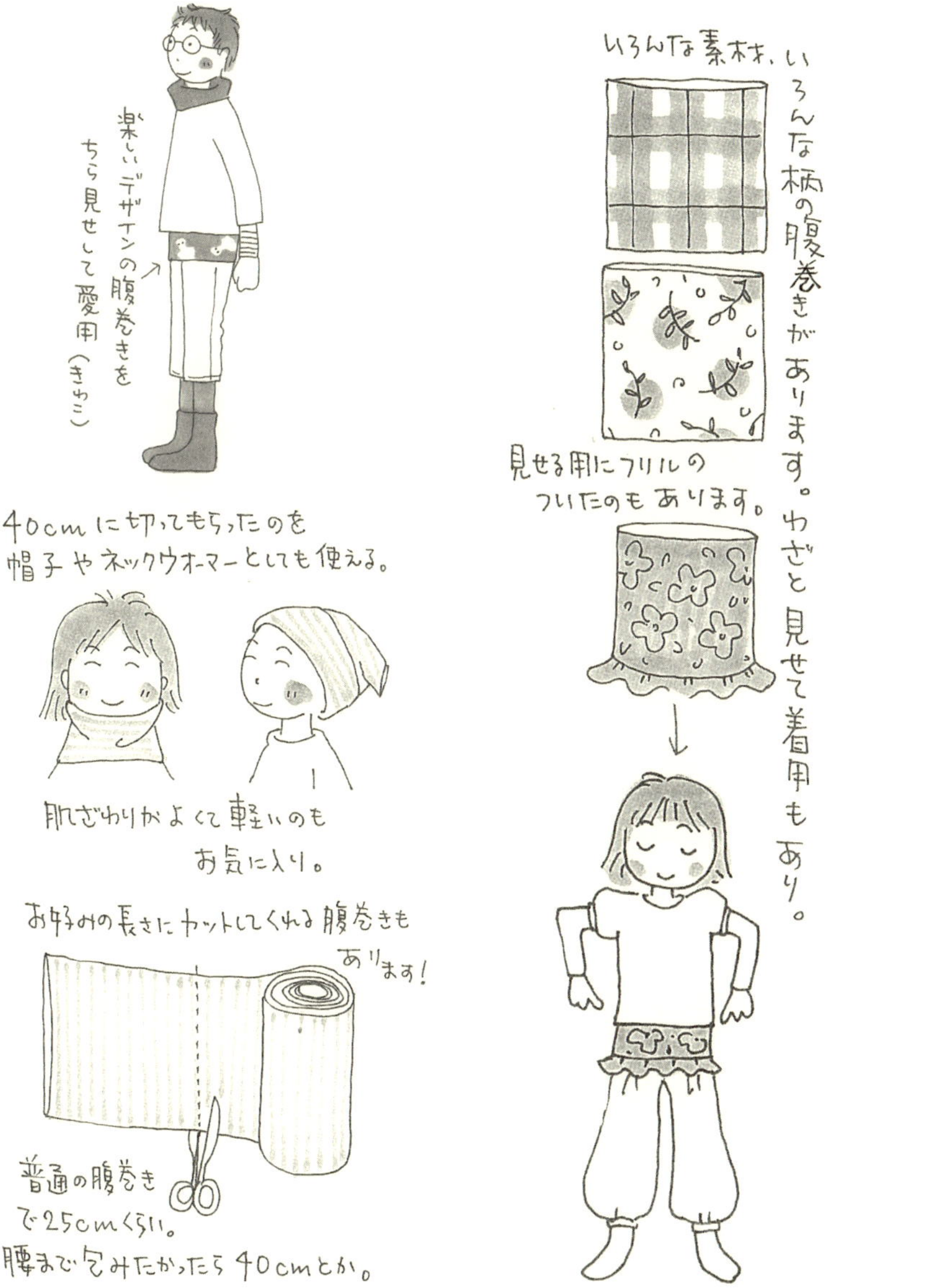
楽しいデザインの腹巻きをちら見せして愛用(きわこ)
40cmに切ってもらったのを帽子やネックウオーマーとしても使える。
肌ざわりがよくて軽いのもお気に入り。
お好みの長さにカットしてくれる腹巻きもあります!
普通の腹巻きで25cmくらい。腰まで包みたかったら40cmとか。
いろんな素材、いろんな柄の腹巻きがあります。わざと見せて着用もあり。
見せる用にフリルのついたのもあります。

つけて、冷えとりに使ってくださいね。

足と腕にはウォーマー

レッグウォーマーはファッションの定番になってきました。わたしの場合、ブーツをはかないときは、ほとんど足につけています。柄ものもいいのですが、無地系はどんな服にも合って重宝です。

わたしのお気に入りは、ざっくりと編んである薄地のもの。足の締め付けが少なく、ラクです。スカートのときはもちろん、パンツスタイルのときも、活躍します。あたたかければ足首のあたりにくしゅくしゅと下げておき、寒くなってきたらひざまで伸ばしてというように。夏でも冬でもバッグに忍ばせておくと、寒さもこわくないですよ。

アームウォーマーもじわりじわりと人気上

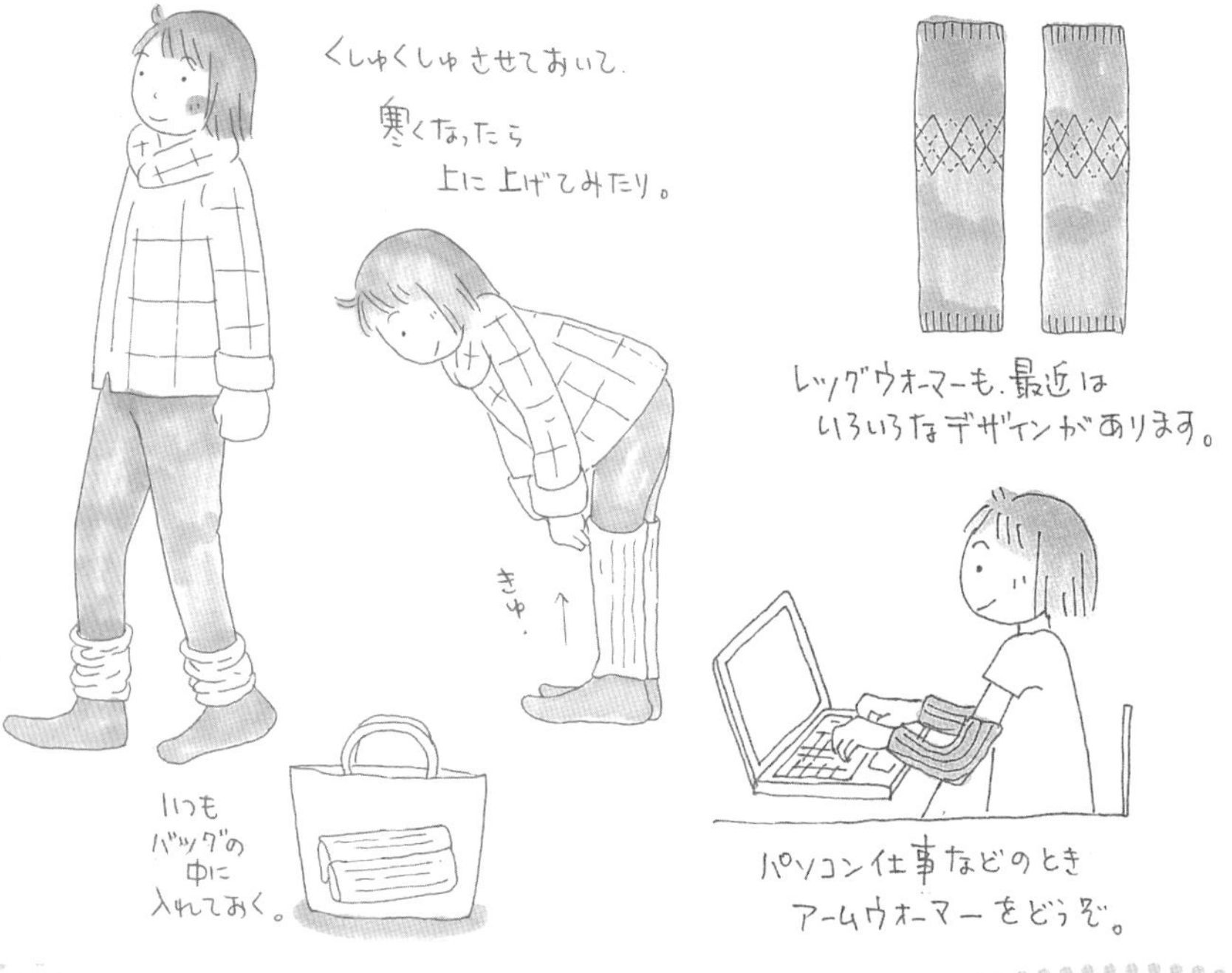
くしゅくしゅさせておいて。
寒くなったら
上に上げてみたり。
レッグウォーマーも、最近は
いろいろなデザインがあります。
きゅ。
いつも
バッグの
中に
入れておく。
パソコン仕事などのとき
アームウォーマーをどうぞ。

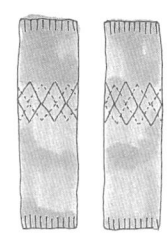

昇中です。手首は首や足首と同様に血管や神経が集まるところですから、覆うと冷えの予防になります。パソコンを打つ時間の長い人は、ぜひお試しください。冬はもちろん、冷房が効いている夏の部屋でもおすすめです。

シューズと靴下にも気配りを

きわこさんがフェルト製のルームシューズを作ってみました。意外と簡単で、あたたかくて大満足だそうです。「ルームシューズの作り方」で検索すると、作り方が紹介されています。材料や作り方の説明書が入ったキットも売られているので、興味のある人はネットなどで探してみてください。

靴下も素材やデザインにいろいろな種類があります。なかでも人気があるのが絹製の靴下。絹は吸水性と放湿性に優れているので、余分な湿気が残らず、さらりとはき心地がよいのです。ただし、それなりのお値段がします。そこで、お財布が心配という方への提案。絹の靴下をいくつか用意したうえで、5本指靴下はいかがでしょう。

足は人間の体重を常に支えています。とくに、足の指はからだの一番下でがんばっている場所です。いつも負荷がかかっているので筋肉が固まりやすく、血行が悪くなり、足先が冷たくなりがちです。5本指靴下は、足の指を1本ずつ包むために指が動きやすく、その刺激から血行がよくなります。足

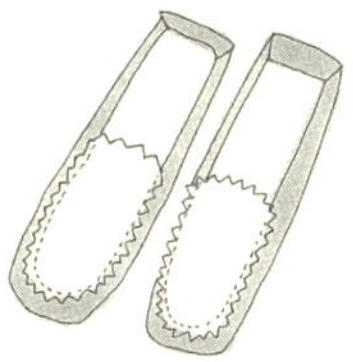

これだけで、あったかい!

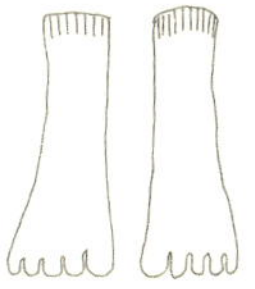

慣れると、気持ちよくて
あったかくて、手放せない
5本指

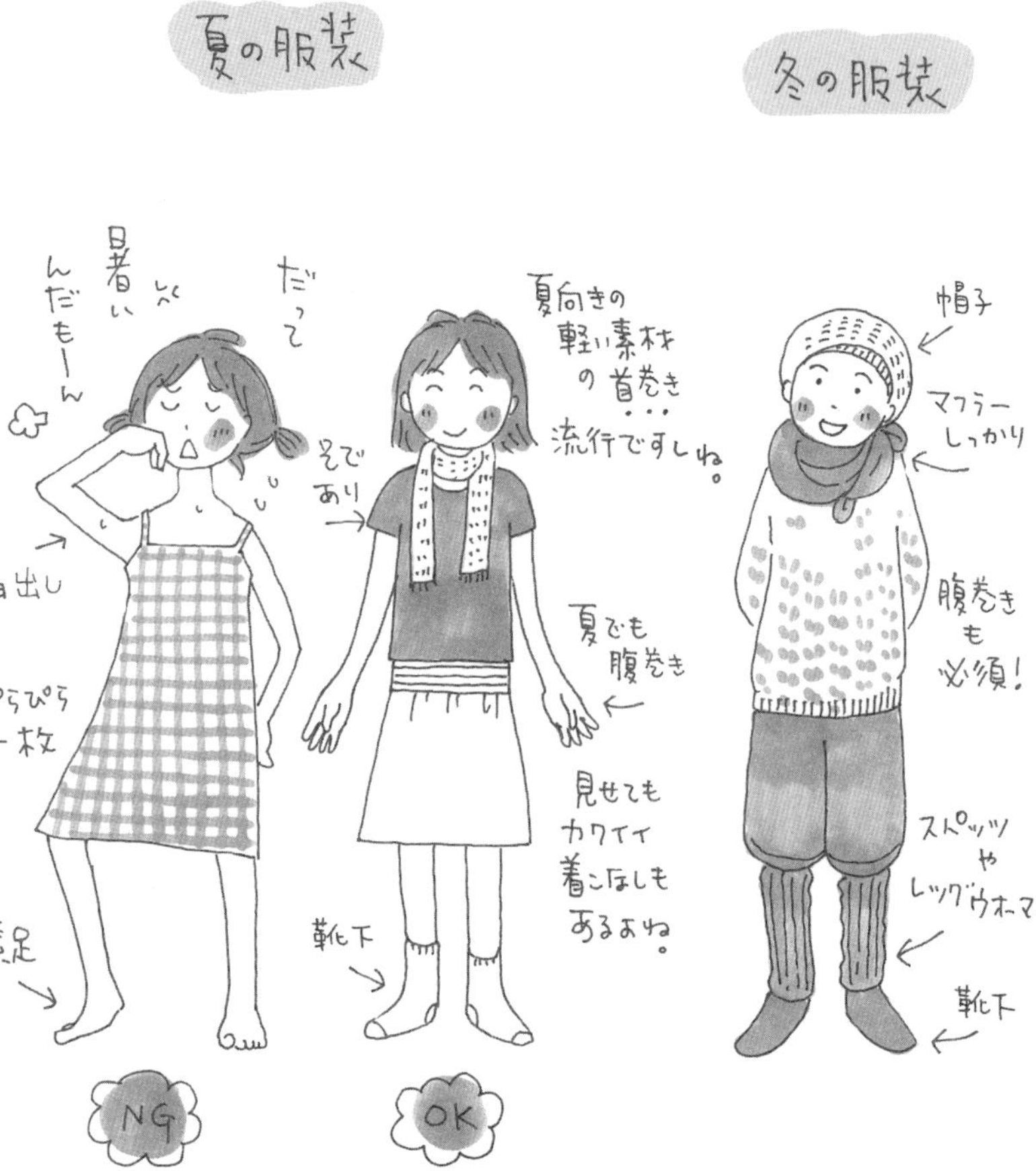
夏の服装
冬の服装
暑いんだも〜ん
だって
肩出し
ぴらぴら一枚
素足
NG
夏向きの軽い素材の首巻き…流行ですしね。
そでアリ
夏でも腹巻き
見せてもカワイイ着こなしもあるよね。
靴下
OK
帽子
マフラーしっかり
腹巻きも必須！
スパッツやレッグウォーマー
靴下

の指を動かす機会が少ない現代人には、指のよい運動となるでしょう。

昼の湯たんぽ活用法

お湯を入れておけばほんわりとやさしいあたたかさが、湯たんぽの魅力です。あたたかいものを抱いていると、気持ちもほぐれます。寝るとき以外に昼も活用してみませんか。

いずれも、お湯の温度は80℃あれば十分。時間の目安は3～10分です。汗ばむ前にやめ

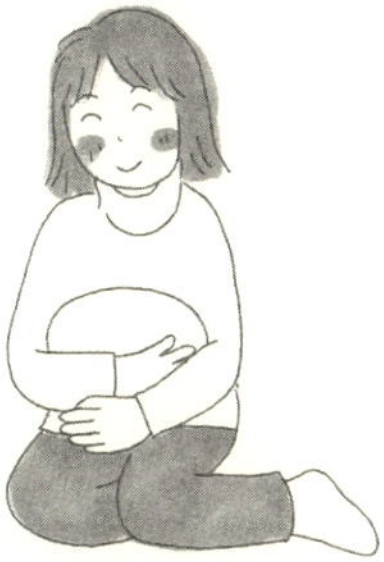

①お腹

湯たんぽを両手で抱えると、お腹も手もあたたかくなる。

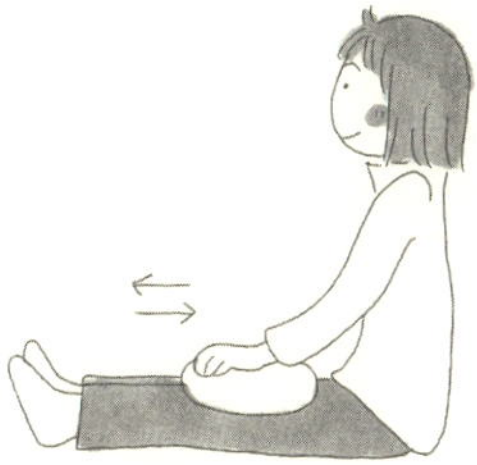

②太もも

太ももにのせ、ときどき位置をずらして、まんべんなくあたためる。

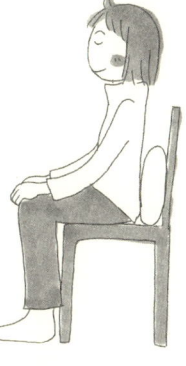

③おしり

椅子の背に立てかけて、腰からおしりのまわりをあたためる。

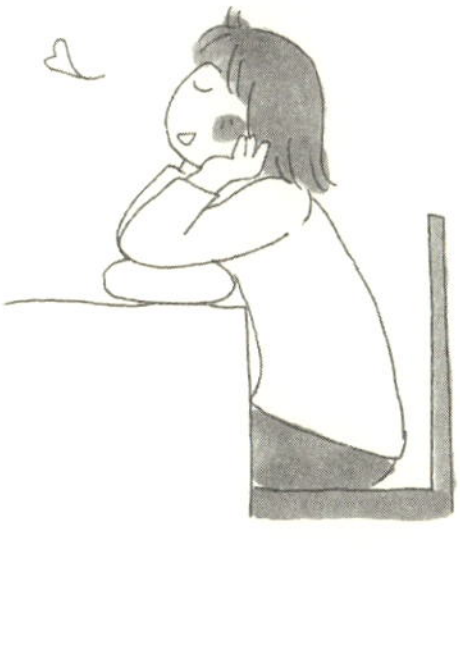

④二の腕

机の上に置き、机にひじをついて二の腕をのせて、あたためる。

ましょう。低温火傷を防ぐため、必ずカバーやタオルなどを巻いて使ってください。

なお、素材は次の4種類があります。

①ゴム製――温度は70℃程度。冷めやすいのが欠点だが、皮膚にあたったときの感触が柔らかい。

②陶器製――抱き心地がよい。ただし、落とすと割れるので注意が必要。

③銅製――お湯が冷めにくいが、値段が高い。

④ブリキ製・プラスティック製――1000円前後と手頃な値段が魅力。

オイル式携帯カイロもおすすめ

カイロは便利ですが、使い捨てが気になります。そこで、ライターのオイルを充填して使うタイプのオイル式カイロがおすすめ。繰り返し使えるし、見た目もかわいいですよ。

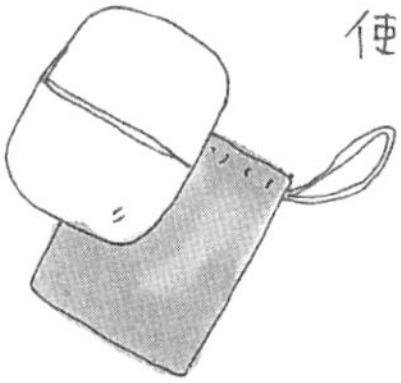

オイル式のカイロ
使い捨てカイロより
あたたかく、
ランニングコストも
安いようです。

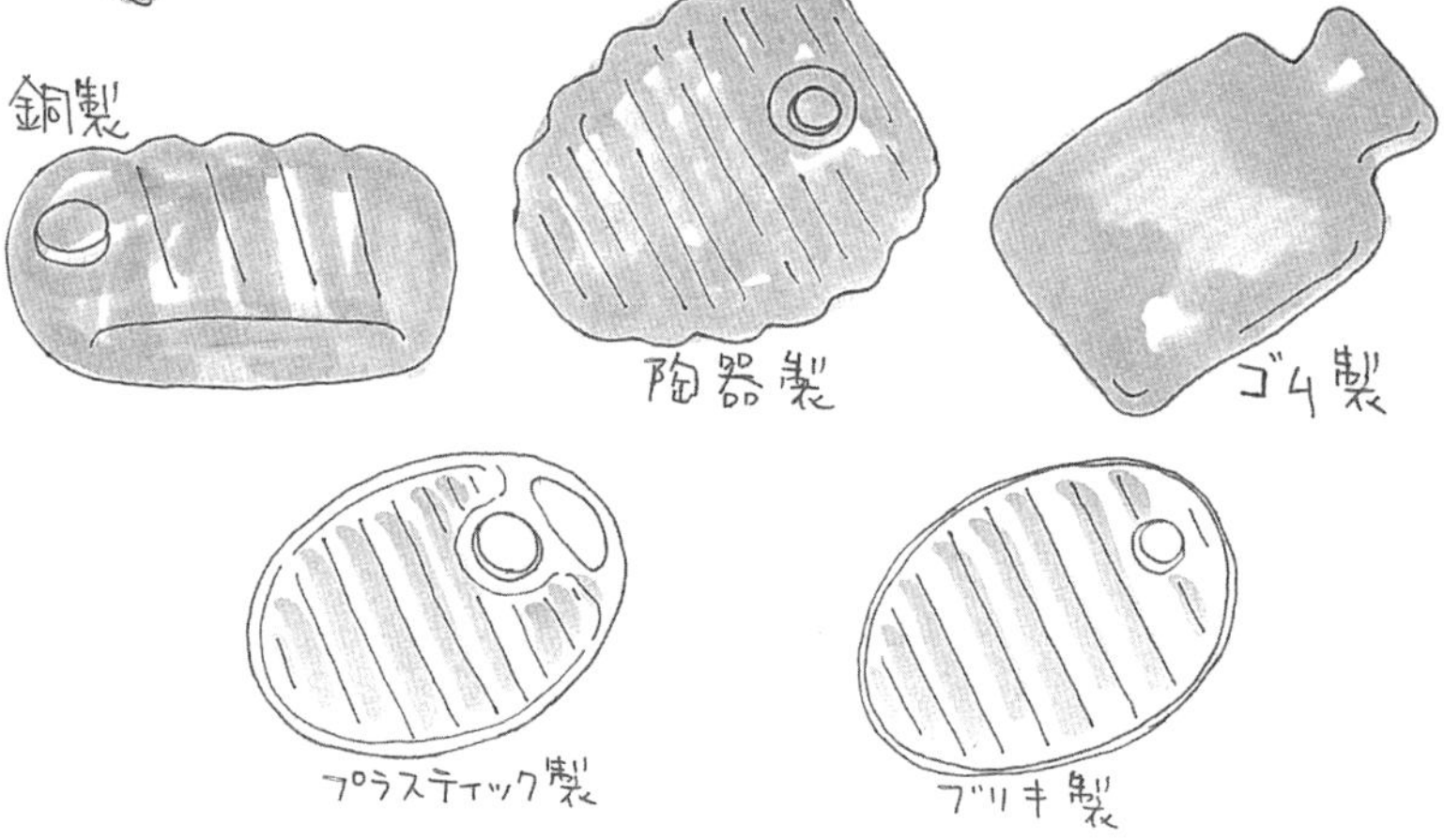

それぞれ長所と短所があるので、お好みで。

あとがき

取材をとおして、ふたつの気づきがありました。ひとつは、自分のからだがどれほど冷えきっているか思い知らされたことです。うすうす気がついていましたが、「やっぱりそうだったのか」という結果でした。もうひとつは、からだがあたたかいというのは「生きている」ことを支えている力なんだと痛感したことです。

今回のいろいろな体験のほとんどは、施術してくださる方々の手のあたたかみを感じつつ、人間のからだに元から備わっている力を利用したり、昔から受け継がれてきたものでした。機械や薬に頼ることを少しやめて、こうした体験に身をゆだねると、心地よい時間が過ごせます。

甘いものは、いまもなかなかやめられません。とはいえ、からだを急速冷蔵してしまう冷たいもの、たとえば大好きだったアイスクリームを、寒いときや冷房の効いている部屋では食べなくなりました。これが、わたしにとって最大の収穫でしょう。

お話をうかがった直後は冷え予防に気をつけていたのですが、忙しくなるとつい、以前のような乱れた生活に戻りがちでした。でも、そのときも、たとえば仕事中に手足の冷えにハッとしたら、足首にレッグウォーマーをつけてツボをあたためたりするようになったのは大きな変化です。そして、冷たかった全身があたたまっていくのを実感できるようになりました。

断食も数カ月に一度くらいのペースで行うととてもいいんだろうな、と思っています。そうすれば習慣になりますから。そうやって、できそうなことは続けていくつもりです。

みなさんがいろいろな冷えとりを試みて、途中で挫折することもあるでしょう。挫折、かまいません。むしろ、当たり前です。それでも、からだはあたたかくするものだという印象をもつだけで、ずいぶん違うと思います。

からだをよく見て、目を向けましょう。その気持ちが、きっと冷えからあなたの心身を守ってくれるはずです。

最後に、さまざまなあたため方を熱く教えてくださった方々へ、また、たくさんの取材におつきあいくださり、かわいらしい絵を描いてくださったイラストレーターの石渡希和子さんに、心からの感謝をこめて。

今年から、みなさんによいあたため生活が訪れますように。

2010年1月

鞍作トリ

〈参考文献〉


赤司洋子『疲れ、コリ、痛みにすぐ効く！77のツボ』PHP研究所、2001年。

五十嵐康彦『ツボ&リンパ刺激で冷え・むくみがスッキリとれた』リヨン社(二見書房)、2008年。

池下育子・野末悦子監修『女性の医学百科――自分の体のことがよくわかる』主婦の友社、2003年。

梅﨑和子『おばあちゃんの手当て食――自然の力で癒す食の処方箋』家の光協会、2007年。

大沢剛『からだ・メンテナンス』サンマーク出版、2003年。

小野蘭山『本草綱目啓蒙 1〜4』平凡社、1991年。

邱淑恵『即効ツボBOOK――ひとりでカンタン』日本文芸社、2002年。

五味常明『汗をかけない人間は爬虫類化する』祥伝社、2007年。

五味常明『発汗健康法岩盤浴の秘密――遠赤外線とマイナスイオンの驚くべきパワー』ハート出版、2006年。

高木嘉子『「冷え性」を治す』講談社、1998年。

武鈴子『いろはに食養生――薬膳で読み解く江戸の健康知恵袋』家の光協会、2008年。

武鈴子『旬を食べる和食薬膳のすすめ』家の光協会、2006年。

外山たら『感じるハーブ――あなたの心と身体を変える70の効能』EH春潮社、2005年。

Nido・神津圭子『「ゆる体操」で気持ちよーくキレイになる』講談社、2005年。

根本幸夫『家庭薬膳入門』緑書房、1988年。

根本幸夫『漢方春夏秋冬――季節の病気と漢方療法』薬局新聞社、1995年。

幡井勉『アーユルヴェーダの世界――統合医療へ向けて』出帆新社、2003年。

半田喜久美『寛永七年刊 和歌食物本草 現代語訳』源草社、2004年。

増永静人『スジとツボの健康法――生命のひびき』潮文社、2003年。

班目健夫『「湯たんぽを使う」と美人になる――4つの筋肉を温めるのがコツ！』マキノ出版、2006年。

寄金丈嗣『ツボに訊け！――鍼灸の底力』筑摩書房、2008年。

〈文を書いた人〉
鞍作トリ（くらつくりのとり）
環境ライター＆編集者。消費生活に関する業界新聞社記者・書籍編集を経てフリーランスに。おもに自然や農業、生活関連の環境問題について執筆。自然素材で造ったコーポラティブハウスに家族やネコと暮らしている。
共著＝『ちょっとエコわざ55』（中経出版、2008年）。

〈イラストを画いた人〉
石渡希和子（いしわたりきわこ）
イラストレーター＆フリーライター。当初テキスタイルデザイナーになるが、流行をとらえる仕事が苦手と気づき、牧場仕事、出版社勤務、飲食店店員、アメリカ滞在などを経て、独立。旅、自然食、蕎麦、酒などが得意分野。
主著＝『ぜいたくなひとりごはん――毎日の食事をちょっぴり楽しくするヒント』（すばる舎、2006年）、『おいしいごはんの店――自然派レストラン全国ガイド』（共著、野草社、2005年）。

からだに優しい冷えとり術
二〇一〇年二月一〇日　初版発行
著　者　鞍作トリ

発行者　大江正章
発行所　コモンズ
東京都新宿区下落合一―五―一〇―一〇〇二
TEL〇三（五三八六）六九七二
FAX〇三（五三八六）六九四五
振替　〇〇一一〇―五―四〇〇一二〇
info@commonsonline.co.jp
http://www.commonsonline.co.jp/
印刷・東京創文社／製本・東京美術紙工
乱丁・落丁はお取り替えいたします。
ISBN 978-4-86187-069-9 C0047

＊好評の既刊書